AF325228

ESSAI

SUR LA THÉORIE ET LA PRATIQUE

DES

ACCOUCHEMENS.

ESSAI

SUR LA THÉORIE

ET LA PRATIQUE

DES ACCOUCHEMENS,

DÉDIÉ

A SON EXCELLENCE MONSEIGNEUR LE COMTE

REGNAUD (DE SAINT-JEAN-D'ANGELY),

PAR P. DUFAY,

Docteur et ancien Prosecteur de la Faculté de Médecine de Paris, ancien Chirurgien interne de l'Hôtel-Dieu et de l'Hôpital de la Charité, Professeur d'Anatomie et d'Accouchemens, Inventeur d'un *Tableau* représentant les *Phénomènes de la Grossesse* et de l'*Accouchement*.

« C'est rendre une formule très-vicieuse, que
» d'employer un grand nombre de signes
» pour exprimer un petit nombre d'idées. »
Vicq-d'Azir, *Disc. sur l'Anatomie.*

DE L'IMPRIMERIE DE HOCQUET ET C.ie,
RUE DU FAUBOURG MONTMARTRE, N°. 4.

PARIS,

CHEZ L'AUTEUR, RUE DU FOUR SAINT-HONORÉ, N°. 12.

1811.

A SON EXCELLENCE

MONSEIGNEUR

REGNAUD (DE S. JEAN D'ANGÉLY),

COMTE DE L'EMPIRE,

MINISTRE D'ÉTAT, PRÉSIDENT DE LA SECTION
DE L'INTÉRIEUR AU CONSEIL-D'ÉTAT, GRAND
PROCUREUR-GÉNÉRAL PRÈS LA HAUTE-COUR
IMPÉRIALE, GRAND-OFFICIER DE LA LÉGION
D'HONNEUR, GRAND — CORDON DE L'ORDRE
DE SAINT-LÉOPOLD D'AUTRICHE, ET MEMBRE
DE L'INSTITUT.

———

MONSEIGNEUR,

Ce n'est point au MINISTRE
dont les connaissances vastes et

profondes justifient le choix du Héros qui nous gouverne ; c'est à l'Ami des Sciences et des Arts, que je dédie cet Ouvrage ; c'est une Esquisse de mon *Tableau sur la Grossesse et l'Accouchement*. J'ai tâché d'être simple comme la Nature, qui rarement a des aberrations.

Cet Opuscule, qui n'est que l'appendix d'un autre Ouvrage que vous aurez, j'espère, la bonté d'agréer aussi, n'a point pour bâse une doctrine erronnée.

J'ose croire, Monseigneur, que vous serez toujours mon Mécène.

J'ai l'honneur d'être, Monseigneur, avec le plus profond respect et la reconnaissance la plus étendue,

DE VOTRE EXCELLENCE,

Le très-humble et très-obéissant Serviteur

DUFAY.

DISCOURS PRÉLIMINAIRE.

TOUT ce qui sort de la main des hommes
est imparfait comme eux-mêmes. Les sciences ont une marche progressive; « elles s'a-
» vancent de découvertes en découvertes , à
» l'aide des méthodes et de l'expérience per-
» fectionnées (1). » Le temps , le grand-maî-
tre des hommes , peut seul les perfectionner;
le moment n'est-il pas arrivé où , en France,
tous les genres de gloire doivent marcher
de pair?

« C'est rendre une formule très-vicieuse ,
» que d'employer un grand nombre de
» signes pour exprimer un petit nombre
» d'idées (2). » Le Héros qui nous gouverne a mis cet axióme en pratique.

Un savant que nous regrettons tous ,
a dit :

« Les arts et les sciences ne font de véri-
» tables progrès, qu'autant que celui qui les

____

(1) Le Comte Fontane.
(2) Vicq-d'Azir.

» cultive, s'apperçoit que l'immense cadre
» qui les contient n'est pas rempli (1). »

L'anatomie, qui est la connaissance parfaite du corps humain, est, comme la vérité, une, et fondée sur des principes éternels. L'application fixe sur cet objet, si intéressant pour l'humanité, peut seule nous faire connaître l'étendue des connaissances qu'exige l'art de seconder la nature dans les maladies, et surtout dans l'accouchement. En un mot, sans l'anatomie, point d'accoucheur capable de secourir la nature dans ses aberrations.

La médecine, la chirurgie et l'anatomie (2) ont fait de grands progrès, graces aux *Corvisart*, aux *des Genettes*, aux *Pinel*, aux *Boyer*, aux *Chaussier*, aux *Sabatier*, aux *Dubois*, aux *Roux* et aux *Pelletan*.

La chymie qui, à la fin du dernier siècle et au commencement de celui-ci, a fait tant de progrès, a beaucoup contribué à étendre le cercle de nos idées et de nos connaissances. Toutes les sciences sont sœurs;

______

(1) Fourcroy.
(2) Sans l'anatomie il n'y a ni médecine, ni chirurgie.

c'est aux *Lavoisier*, aux *Fourcroy*, aux *Chaptal*, aux *Guiton-Morveau* et aux *Vauquelin*, que nous sommes redevables de ces nouvelles richesses.

Il semble que les arts se soient disputé le beau privilége de s'associer aux sciences, et surtout à celles qui ont le plus noble but, celui de secourir un sexe faible, aimé et aimant, auquel nous devons la naissance et la première éducation. La peinture, qui perpétue les grands souvenirs, s'est plu à consacrer l'instant de la maternité. « Parcourons la galerie de *Rubens* ; admirons cette reine, au moment où elle va donner un héritier à la couronne : la joie et la douleur sont peintes sur son front auguste ; la crainte et l'espérance animent tous ceux qui l'environnent. Quel mélange d'impatience, de frayeur et d'amour, dans le héros qui va se voir revivre ! Dans un seul grouppe, je vois l'image de toutes les mères, l'espoir de tous les époux, le tableau de toutes les familles ; ce tableau serait incomplet, si l'accoucheur n'y occupait pas la seconde place ; fort de ses études, de ses observations et de sa théorie, il travaille en ministre habile, dirige ou seconde la nature , sans jamais la contrarier, excite ou ralentit ses efforts , et franchit , d'une main adroite , les obstacles qui pourraient s'opposer à une prompte et heureuse délivrance. Appelé pour seconder la nature dans son plus grand œuvre , il faut que l'accoucheur, en rassurant la mère , étudie tous les symptômes , suive tous les mouvemens ; son génie lui inspirera sur-le-champ les moyens de parer à tous les accidens prévus et imprévus. » (1)

On ne me pardonnerait pas , et je ne me pardonnerais point à moi-même de parler avec complaisance de mes efforts ; mais j'ai le droit de transcrire ce que j'ai écrit sur la *coordination ;* le savant *Sue* , lorsque je soutins ma thèse de docteur, daigna rappeler mes travaux sur le moyen d'accélérer les progrès de l'art des accouchemens ; il déclara qu'il me considérait comme l'*Inventeur* des justes rapports que le fœtus à terme doit conserver avec les parties dures et moles de sa mère , pendant l'accouchement.

______

(1) Duhaume, D. M.

Les anciens n'ont point connu l'influence des os du bassin, pendant l'accouchement; je donnerai des développemens sur cette influence, qui offre à l'observateur un intérêt capital.

La science de l'accoucheur peut se diviser en trois époques.

PREMIÈRE ÉPOQUE. *Hippocrate* n'a point parlé des os du bassin et des rapports de sa cavité avec le fœtus, durant l'accouchement.

Mauriceau fit observer, le premier, que le bassin de la femme différait de celui de l'homme, par ses proportions; cependant *Hippocrate* s'était aperçu qu'une sorte d'écartement avait lieu dans quelques accouchemens. *Aëtius, Avicenne, A. Paré,* ont confirmé cette observation; et, dans le dernier siècle, *Sigaud,* convaincu de cette vérité, proposa, dans des cas difficiles, l'opération de la *symphise,*, comme l'unique moyen de sauver la mère et l'enfant; *Alphonse Leroy* partageait l'opinion de *Sigaud*; mais, par une bisarrerie attachée à l'espèce humaine, il faut des siècles pour accréditer une verité, et tant d'hommes ont intérêt à taxer d'innovations dangereuses les plus précieuses découvertes, que l'idée de

Sigaud fut loin d'être généralement reçue avec l'enthousiasme qu'elle devait inspirer.

SECONDE ÉPOQUE. En 1668, *Mauriceau* publia , pour la première fois , l'ouvrage dans lequel il compare le bassin de la femme avec celui de l'homme. Quelle fut sa conséquence? Il conclut que celui de la femme avait plus d'ampleur que celui de l'homme ; dans un siècle plus mûr pour les sciences , il eut comparé le bassin d'une femme avec celui d'une autre femme, et il eut conclu , avec *Deventer* qu'il y a de *grands , de moyens* et de *petis bassins*, et qu'il existe dans la nature des rapports entre le contenant et le contenu.

TROISIÈME ÉPOQUE. *Ould*, en habile géomètre, lève, le premier, le plan du bassin , et compare les dimensions de la tête du fœtus avec les détroits, et contre l'opinion de son tems, observe, le premier, que la tête du fœtus à terme , entrant dans le bassin , a la face dirigée vers l'un des côtés du bassin , au lieu de l'avoir vers le sacrum; malheureusement il ne fit point cette application à l'extrêmité servicale du thorax.

Depuis cette époque , jusqu'à 1811 , nous partageons en deux classes les auteurs qui ont écrit sur les accouchemens, en raison des diamètres qu'ils ont décrits pour chaque détroit, et à la marche qu'ils font tenir au fœtus pendant son expulsion.

DIAMÈTRES DROITS. La première classe comprend les auteurs qui ont décrit deux diamètres droits pour chaque détroit, tels que *Ould, Semellie, Barbaut, Deleurye.*

DIAMÈTRES OBLIQUES. La deuxième classe comprend les auteurs qui ont décrit, pour chaque détroit quatre diamètres, deux droits et deux obliques. Ce sont *Solayres, Baudelocque* et MM. *Gardien, Capuron* et *Flamant.*

J'ose affirmer que ces écrivains n'ont point connu la véritable *coordination*, ou les justes rapports des parties du fœtus à terme avec les dimensions du bassin et les ouvertures des parties molles; il suffit, pour s'en convaincre, de lire leurs ouvrages.

Instruit par l'expérience, je divise cet essai en deux parties.

La première comprendra la *grossesse* et *l'accouchement naturel.*

La seconde, *l'accouchement artificionaturel.*

La simplicité de la division, du plan,

de l'exécution et du style, ne saurait dé-
plaire qu'à ceux qui croient que « rien n'est
» beau, s'il n'est accompagné de merveil-
» leux et d'une espèce de magie à laquelle
» on n'entend rien... il est des hommes
» auprès de qui une chose est déshonorée,
» dès qu'elle est conçue (1) » Les auteurs ont créé cent trente-cinq positions ;
cet effort d'imagination féconde n'a rien
ajouté à la science ; ce luxe peut se réduire
à douze.

Un ouvrage dont les principes sont d'une
application journalière, et dont le principal but est de diriger les sages-femmes, devait être débarrassé du pompeux étalage
d'érudition. De quelle utilité sont les gros
volumes, lorsqu'ils ne contiennent rien de
nouveau, et lorsque des commentaires ar-
bitraires laissent l'étudiant dans l'incertitude
s'il doit suivre l'*annotateur* de préférence à
l'*auteur*? En voyant ce que tant de savans
ont publié sur l'accouchement, j'ai été tenté
d'abandonner mon ouvrage ; je me suis cependant dit : que d'erreurs à côté d'idées
fécondes ; en fait de sciences, un grand nom

---

(1) FONTENELLE. Pluralité des Mondes.

ne doit pas en imposer, parce qu'on n'eût jamais fait un pas vers le vrai, si, dans les connaissances exactes, l'autorité des réputations eût prévalu sur les découvertes d'hommes inconnus ; tous les philosophes qui ont critiqué *Descartes*, n'étaient pas des *Newton*; voilà mon excuse près de ceux qui furent nos maîtres, et dont les honorables veilles nous préparèrent au bienfait des découvertes ; sans oublier de reporter tout à mes modèles, je me suis écrié, avec le *Corrège : ed io anche son pittore* (1).

––––––––

(1) Et moi aussi, je suis peintre.

ESSAI

SUR LA THÉORIE

ET LA PRATIQUE

DES ACCOUCHEMENS.

Nous suivrons l'*ordre* que nous avons adopté pour la confection de notre *Tableau* ; cet ordre est celui de la nature. Nous ne décrirons point les parties sexuelles et génitales ; nous ne ferons que les énumérer, parce que cette description ne serait à sa place, que dans un ouvrage d'anatomie descriptive.

Nous distinguons les parties qui servent à la reproduction, en *sexuelles* et en *génitales*.

CHAPITRE PREMIER.

DES PARTIES SEXUELLES.

Les *parties sexuelles* sont : 1º. l'éminence pubienne ; 2º. la fente ; 3º. les grandes lèvres; 4°. la commissure pubienne, et celle périnéale.

Si l'on écarte les lèvres, on forme un espèce de vestibule que l'on appelle vulve, dans laquelle on remarque 1°. au-dessous de la commissure pubienne, le corps du clitoris et son gland recouvert de son prépuce; 2°. les nymphes qui naissent du prépuce et du clitoris; elles se dirigent obliquement vers la face vulvaire des grandes lèvres, et se terminent sur les côtés de l'orifice du vagin; 3°. l'orifice du vagin, rétréci chez les vierges, par une espèce de membrane dont la destruction produit plusieurs lambeaux, auxquels on a donné le nom de caroncules myrtiformes. Le périnée est l'espace compris entre la vulve et l'anus. (1)

CHAPITRE II.

ÉNUMÉRATION DES PARTIES GÉNITALES.

Les parties génitales se composent: 1°. du vagin, conduit qui, de la vulve, s'étend au

______

(1) Nous ne parlons point du meat urinaire, ni du prétendu frein, ni de la fosse naviculaire; ces parties n'ont aucun usage, ni pour la génération, ni pour l'accouchement.

pourtour du cou de l'utérus, et laisse proé-
miner ce dernier dans sa cavité; 2°. de
l'utérus, viscère creux, ayant la forme d'un
triangle isocèle. On y remarque 1°. ses faces,
l'une vésicale, et l'autre intestinale; 2°. ses
bords, l'un droit, l'autre gauche, et le troisième intestinal; 3°. ses angles, deux tubaires et un vaginal; 4°. ses ouvertures,
l'une vaginale, et les deux autres tubaires :
l'orifice vaginal est tronqué; il est composé
de deux lèvres, l'une vésicale, l'autre intestinale; elles laissent entr'elles une ouverture
transversale, dont les angles répondent,
l'un à droite, et l'autre à gauche, suivant la
direction du diamètre iliaque.

Les annexes de l'utérus sont au nombre
de trois; 1°. le prolongement utéro-vulvaire
qui s'étend des angles tubaires de l'utérus
jusqu'aux grandes lèvres; 2°. les ovaires,
corps ovales situés, un de chaque côté et
derrière les trompes utérines; 3°. les trompes
utérines, une de chaque côté de l'utérus,
conduit plus ou moins tortueux, qui se
termine par un pavillon frangé à chaque
ovaire.

L'utérus n'a aucun ligament autre que la
membrane péritonéale, qui le recouvre

presqu'en totalité : elle forme des replis dans l'excavation du bassin, sans retenir l'utérus dans une situation fixe. L'autopsie cadavérique le démontre journellement ; en effet sur cent femmes observées dans l'état de vacuité, on n'en trouvera pas dix dont l'utérus ne puisse être oblique dans un sens quelconque.

Ce qu'on appelle *ligamens ronds*, que nous intitulons *prolongemens utero-vulvaires*, ne sont point des ligamens, mais bien des prolongemens de l'utérus ; composés de fibres utérines, de vaisseaux sanguins, de lymphatiques et des nerfs, qui, en s'anastomosant avec les vulvaires, les vaginaux et les hémorrhoïdaux, établissent une communication directe entre les parties sexuelles et génitales : à raison de cette communication, les parties sexuelles étant excitées par l'influence des ovaires, à l'époque de la puberté, et par les attouchemens du mâle, y déterminent une turgescence qui se communique, par leur moyen, au vagin, à l'utérus et à ses annexes, les fait participer à l'orgasme, et les dispose à recevoir le principe vivifiant, et à le transmettre au germe à maturité.

CHAPITRE III.

DE LA GÉNÉRATION.

La génération est une des grandes fonctions des corps vivans, par laquelle ils se reproduisent. Nous n'avons que trop de systêmes imaginés pour expliquer cette fonction qui n'a jamais lieu sans les conditions suivantes : 1°. diversité de sexe, parvenus à l'âge de la puberté, en santé et bien conformés ; 2°. un ou plusieurs œufs dans l'ovaire, parvenus à maturité.

L'animal étant délinéé et contenu dans l'œuf, une portion de la semence du mâle est-elle nécessaire pour lui donner une nouvelle vie? Oui. Quelle est cette portion de la semence? C'est un principe qui nous est inconnu, quant à sa nature, auquel on a donné le nom d'*aura seminalis*.

Peut-on indiquer, d'après la structure des parties génitales de la femme, la route que suit *l'aura seminalis*, pour arriver à l'ovaire et y féconder l'œuf ou le germe? Oui.

Peut-on expliquer comment le germe vivifié, quitte l'ovaire, et comment il est conduit dans l'utérus, pour y rester l'espace de neuf mois ou environ, tems voulu par la nature pour l'amener à maturité? Oui.

Peut-on expliquer les phénomènes qui se passent dans l'utérus, depuis l'instant que le germe est arrivé dans sa cavité, jusqu'à ce qu'il en soit expulsé? Oui.

Peut-on expliquer comment le germe et les autres produits de la conception se développent dans l'utérus? Oui.

Peut-on, à l'aide d'un système de la physique, sur la génération, expliquer le mécanisme de cette fonction? Oui.

Quel est ce système? celui des ovistes; sur quoi est-il fondé? 1°. sur la structure des organes génitaux; 2°. sur l'analogie; 3°. sur l'autopsie, ou sur l'observation.

Si nous pouvons résoudre toutes les questions que nous nous sommes proposées pour l'expliquer, ce grand œuvre de la nature sera-t-il encore un mystère? Non.

Avons-nous besoin de chercher, pour l'expliquer, la nature de l'*aura seminalis*, et comment il s'unit à la matière? Il suffit de savoir qu'il est contenu dans la semence du mâle, lancée dans le fond du vagin à la fin du coït, qu'il passe par l'utérus, puis par la trompe, et de-là au germe contenu dans l'ovaire.

Pour saisir la fonction de la génération, et répondre à nos quatre questions, il faut se figurer le tableau exact de l'utérus et de ses annexes, et du rapport des trompes avec les ovaires au moment de l'imprégnation.

Pendant le coït, l'utérus se contracte de son fond à son orifice qui s'entrouvre.

Les trompes sont dans un état d'érection; leur pavillon s'applique sur les ovaires et les saisit avec ses nombreuses franges, dont la plus longue tient à leur extrémité.

L'œuf ayant été fécondé, jouit des trois grandes propriétés vitales suivantes; savoir; la motilité, la sensibilité et la caloricité, propriétés qu'il conserve jusqu'à la mort; le font augmenter dans toutes les directions possibles, laquelle augmentation sépare les fibres qui composent la capsule de l'œuf et la membrane péritonéale qui recouvre l'ovaire.

C'est à cet instant que l'œuf quitte sa première demeure, qu'il se confie à la trompe qui doit le déposer par son action péristaltique dans l'utérus.

C'est là où finit la conception et où commence la grossesse et la gestation.

CHAPITRE IV.

DE LA GESTATION OU DE LA GROSSESSE.

La gestation commence à la conception, et finit à l'accouchement ; sa durée, dans notre espèce, est d'environ neuf mois solaires, ou de dix mois lunaires.

Nous la divisons en trois périodes.

Première période.

La première période commence avec le premier mois, et finit avec le troisième.

Elle comprend les changemens qui surviennent dans les produits de la conception, depuis l'instant de leur arrivée dans l'utérus et de ceux qui surviennent à cet organe, jusqu'à trois mois de gestation.

Ses phénomènes sont locaux et généraux.

Phénomènes locaux : à peine l'œuf est-il déposé dans l'utérus, que les radicules de la veine ombilicale plongent dans son tissu, pour y pomper les sucs qu'elle porte à l'embryon, pour sa nutrition.

L'excédent de ce fluide, qui n'a point servi à son développement, est rapporté par les

artères ombilicales, dans et sur les membranes, chorion et amnios, pour leur accroissement, pour l'augmentation de la liqueur
fœtale et pour le développement du placenta,
qui, à cette époque, ne présente que l'aspect
d'un tissu tomenteux autour de la face
utérine du chorion.

L'utérus, à raison de ses propriétés vitales
augmentées, attire de toutes les parties du
corps, par la voix de la circulation, les
fluides, non-seulement destinés au développement des produits de la conception; mais
encore il en retient une grande portion pour
son accroissement.

L'embryon continuant son développement
ainsi que celui de ses annexes, dilate l'utérus
disposé à cette action, en changeant sa figure,
son volume et sa situation ; en pressant les
parties qui l'entourent, et en refoulant les
viscères contenus dans le bassin dans l'abdomen. Ce refoulement ne peut avoir lieu sans
changer la direction des vaisseaux sanguins
lymphatiques et des nerfs qui vont se dis-
tribuer à ce viscère : de sorte qu'à trois mois
de conception, le fond de l'utérus qui était
dans l'état de vacuité, contenu dans le bassin
proémine au-dessus du pubis, où il est le

plus souvent accessible à l'attouchement.

Phénomènes généraux : ces phénomènes sont, les nausées, le ptyalisme, la toux, le vomissement, la céphalagie, l'odontalgie, l'autalgie, l'appétence, l'inappétence, les coliques, le dévoiement, etc.

Ces phénomènes connus, dépendant de la seule grossesse, n'arrivent jamais tous ensemble chez la même femme qui a conçu, néanmoins il est très-rare que quelques-unes en soient exemptes.

Ces phénomènes, comme l'observe l'illustre *Van-Swiéten*, dépendent rarement de la plethore sanguine (comme les médecins routiniers l'ont toujours cru); ils reconnaissent le plus souvent pour causes, la commotion sympathique et générale, que la femme éprouve par suite d'un coït fécondant. Aussi, dit-il : « Ces phénomènes ayant lieu immédiatement, ou quelques jours après la fécondation, quatre ou six jours et plus après la menstruation, l'utérus s'étant dégorgé par ce moyen, ne peut être encore surchargé de sang. Il faudrait, pour que cela fût, attendre la première menstruation, qui ordinairement n'arrive pas. »

Assurément on ne peut pas considérer ces

phénomènes comme maladies, puisque pour les guérir, il faudrait en enlever la cause (*sublatâ causa, tollitur effectus*); chose que l'on ne peut faire sans encourir la rigueur des lois, puisqu'elle existe dans la seule grossesse.

Que faut-il donc faire pour soulager la femme ?

La simple médecine du symptôme et des soins.

Le fœtus, à cette époque, a de trois à cinq pouces de longueur; sa pesanteur est de quatre à cinq onces. Il faut observer que l'embryon n'a point de situation fixe durant cette première période.

Deuxième période.

La deuxième période commence avec le quatrième mois et finit avec le sixième; elle comprend les changemens qui surviennent dans les produits de la conception, dans l'utérus et dans la situation des viscères abdominaux.

Nous distinguons ces phénomènes en locaux et en généraux.

Phénomènes locaux : durant cette période,

l'utérus développé, s'élève de la hauteur du pubis à celle de l'ombilic : son épaisseur est augmentée, ainsi que celle des membranes, chorion et amnios, le placenta a acquis plus de volume, il est lobuleux et plus rouge que durant la première période, parce qu'il contient beaucoup plus de sang. La liqueur fœtale est augmentée, le cordon ombilical et le fœtus ont acquis un plus grand développem e

La situation du fœtus est plus fixe; on observe qu'il est situé transversalement, la tête dirigée vers l'un des côtés du bassin. Son tronc est courbé en avant; la tête fléchie sur la poitrine, les membres thoraciques dans un état de demi-flexion, se rapprochent vers la tête et le thorax ; les cuisses sont fléchies sur l'abdomen, les jambes sur les cuisses et les pieds sur les jambes, ou l'une vers l'autre, de sorte que les talons sont au niveau des fesses.

Cette situation particulière du fœtus, par sa figure, représente l'olive renfermée dans un flacon à col étroit dont a parlé Hippocrate.

Les intestins et l'épiploon sont refoulés vers les régions épigastrique et hypochondre droit et gauche : ce changement, dans la situation de ces viscères, en amène un autre dans la direction des vaisseaux et des nerfs qui s'y distribuent, ce qui nécessite un mode d'action différent.

La partie du cou de l'utérus qui proémine dans le vagin, est plus grosse, plus large et plus molle que durant la première période ; son orifice est presqu'arrondi : il faut observer que durant ces deux périodes, l'ampleur de l'utérus ne s'est opérée que par l'extension de son fond et de son corps.

Phénomènes généraux : ces phénomènes sont l'orthopnée, la toux, les palpitations, les douleurs des mamelles, les vertiges, les étourdissemens, les tintemens d'oreille, l'épytoxie, des douleurs dans les régions lombaires, sacrées et inguinales, aux cuisses, etc., phénomènes contre lesquels la médecine active ne peut rien, puisqu'ils dépendent de la seule grossesse et non d'une cause morbique.

Troisième et dernière période.

Cette période commence avec le septième mois et finit avec le neuvième.

Ses phénomènes sont locaux et généraux.

Phénomènes locaux : durant cette dernière période , l'utérus et les produits de la conception parviennent à leur plus haut degré de développement. .

Le fond de l'utérus se trouve situé entre les régions ombilicale et épigastrique.

Son corps occupe les régions ombilicale et hypogastrique.

Enfin son cou dilaté et presque effacé , commençant à s'entr'ouvrir, est situé dans l'excavation du bassin.

Les lobules qui formaient le placenta durant la seconde période, sont presque tous réunis. Sa couleur est d'un rouge brun , ce qui indique que la majeure partie des vaisseaux qui l'unissent à l'utérus sont oblitérés.

La presque totalité des viscères abdomineux sont cachés par le plus grand développement de l'utérus.

C'est durant la fin de cette dernière période , que la situation du fœtus , de transversale qu'elle était, devient verticale ; de sorte que la tête qui répondait à l'un des côtés du bassin, commence à s'engager dans sa cavité ; c'est alors que le ventre de la femme commence à baisser.

Phénomènes généraux : ces phénomènes

sont les varices, l'œdème des jambes, des cuisses et des parties sexuelles, les hémorrhoïdes, la goutte-crampe, les inconti-..ences d'urine, et la difficulté d'uriner, etc., phénomènes qui, comme nous l'avons déjà remarqué, ne peuvent être considérés comme maladies, et qui, par conséquent, ne sont point du ressort de la médecine, mais bien de la chirurgie.

CHAPITRE V.

CONSIDÉRATION GÉNÉRALE SUR LA GÉNÉRATION.

Tous les êtres qui existent dans la nature, passent, successivement, par tous les degrés de grandeur, même avant qu'ils soient visibles, et depuis cette époque, jusqu'à celle où nous les voyons maintenant.

Durant le développement des êtres organisés, la nature ne va point par sauts, elle suit une marche progressive; l'état actuel est précédé par un état antécédent.

Je pense, avec *Bonnet,* que les germes existent avant la fécondation; que ce moyen ou faculté qui appartient au mâle, ne sert qu'à donner à la matière organisée, la force vitale nécessaire à son développement. On est en droit de conclure qu'il n'y a point dans la nature de création nouvelle, qu'il n'y a que développement.

Examen de l'œuf dans l'ovaire. Si on examine l'œuf à maturité, à l'œil nu ou armé d'un mycroscope, en procédant à sa dissection, l'on trouve que son enveloppe est composée de deux plans de fibres concentriques, unis très-étroitement ensemble, qui sont : 1°. le chorion, 2°. l'amnios ; cette enveloppe a pour usage de contenir une liqueur albumineuse, un germe ou trame de l'individu futur, et un linéament qui fixe ce germe à un des points des membranes.

Examen de l'œuf dans l'utérus. L'œuf, dans la cavité utérine, par le principe de vie (force vitale, Enormon des Grecs, *Flatus Divinitatis*) qu'il a reçu dans l'ovaire, met en action toutes les parties de l'œuf, et lui donne une augmentation de force vitale. L'œuf, dans l'utérus, se compose : 1°. du chorion ; 2°. de l'amnios ; 3°. de la liqueur fœtale ; 4°. du fœtus ; 5°. du cordon ombilical ; 6°. du placenta.

De la membrane Chorion.

Le chorion (ou membrane utérine), est nommée ainsi , parce qu'il contient un grand nombre de vaisseaux.

On y distingue deux faces , 1°. l'externe ou utérine; elle est hérissée d'un tissu floconeux ou villeux, et des ramuscules des vaisseaux ombilicaux qui plongent dans le tissu de l'utérus , et y pompent les sucs destinés à l'accroissement des produits de la conception. C'est sur cette face, et dans l'épaisseur du chorion, que le placenta se développe.

2°. La face interne ou fœtale est unie par un léger tissu cellulaire de l'amnios, et les ramuscules des vaisseaux ombilicaux.

Le développement de cette membrane suit celui des autres produits de la conception ; elle unit les produits de la conception à l'utérus , sert de trame au placenta, et contient l'amnios, la liqueur fœtale , le fœtus et son cordon.

De la membrane Amnios.

L'amnios (ou fœtale). Cette membrane

est moins étendue que le chorion , plus mince, plus dense et plus transparente ; elle contient immédiatement la liqueur fœtale , le fœtus et son cordon.

Sa face externe est unie par un tissu cellulaire très-fin , et par les ramuscules des vaisseaux ombilicaux, à la face interne du chorion.

La face interne est lisse et polie comme toutes les membranes séreuses , et forme la cavité de l'œuf.

Son usage est de contenir la liqueur fœtale , le fœtus et son cordon.

Liqueur fœtale (eaux de l'amnios). Le principe de ce fluide existait dans la vésicule ou dans l'œuf, sous le nom d'albumen. Cette liqueur augmente plus ou moins pendant la gestation. En général, plus la femme a de force , moins la liqueur est abondante ; cette liqueur paraît être exudée de la face interne de l'amnios et du cordon ombilical , par les ramuscules des artères ombilicales.

Sa couleur, comme sa quantité , paraît dépendre de l'âge, du tempérament, de l'état sain ou malade de la femme. Sa composition , d'après l'analyse de M. *Vauquelin* , à l'époque de l'accouchement, est : 1°. albumen , 2°. soude libre , 3°. muriatte de soude, 4°. phosphate de chaux.

D'après la même analyse, l'enduit onctueux qui recouvre la périférie du fœtus, en plus ou moins grande quantité , n'est que l'albumen tourné à l'état de gras.

L'usage de la liqueur fœtale peut être considéré dans deux circonstances : 1°. Pendant la gestation , elle sert au développement gradué des membranes et de l'utérus : elle tient ces parties plus dilatées que le fœtus n'est volumineux, afin qu'il puisse se mouvoir facilement, ce qu'il n'aurait pu faire si cette liqueur n'eût pas préparé la cavité de l'utérus. Cet usage est si exclusif, que si, par une cause quelconque, la liqueur vient à se perdre, l'avortement s'en suit, ou les produits de la conception dégénèrent.

2°. Pendant le travail de l'enfantement , la liqueur fœtale, conjointement avec les membranes , forme une espèce de vessie qui , de la cavité utérine, passe à travers son orifice dans le vagin , et le dilate doucement et mollement. Cette espèce de vessie augmente et durcit pendant chaque contraction et douleur ; elle diminue et devient flasque durant les remittences.

Du Fœtus.

Pendant que l'œuf se développe dans l'ovaire, l'animal futur porte le nom de germe.

Fécondé et parvenu dans l'utérus, il porte le nom d'embryon, jusqu'à trente jours de conception à-peu-près; mais ensuite il est désigné par le nom de fœtus, pendant le reste de la grossesse; je divise cette grossesse en trois périodes (*Voy*. chap. IV).

Pendant la première période, qui commence avec la conception, jusqu'à la fin du troisième mois, l'embryon (qui prend ensuite le nom de fœtus), se développe lentement.

Voici, dans les cas généraux, l'état progressif de son accroissement pendant les trois périodes de la gestation.

La longueur du fœtus, à la fin de la première période, est de 3 à 5 pouces.

Son poids est de 4 à 5 onces.

Sa longueur, à la fin de la deuxième période, est de 9 à 12 pouces; son poids est de 2 à 4 livres.

Sa longueur, à la fin du neuvième mois,

est de 15 à 21 pouces ; son poids est depuis 4 jusqu'à 8 livres.

Dans ses poids et mesures, il faut prendre le terme moyen comme étant le plus fréquent.

PESANTEUR.			LONGUEUR.		
Minimum.....	3 liv. 1/2 à 4.		Minimum.. 15	à 16 p. 1/2.	
Terme moyen.	5	à 6.	Terme moy. 16 1/2 à 18	1/2.	
Maximum	6	à 8.	Maximum.. 18 1/2 à 21		

Du cordon ombilical.

Le cordon ombilical est une partie alongée et arrondie, qui s'étend de l'abdomen du fœtus au placenta.

L'accroissement du cordon, depuis la conception jusqu'à l'accouchement, suit progressivement celui des autres produits.

On doit distinguer trois parties dans le cordon : son *origine*, son *corps*, et sa *terminaison*.

Les auteurs ne sont pas d'accord sur l'origine du cordon, ou de quelques-unes de ses parties constituantes.

Les uns le font venir du placenta au fœtus, d'autres le font aller du fœtus au placenta.

Les annexes du fœtus ont été faits pour lui, et non le fœtus pour les annexes ; soit qu'on le considère sous l'état de germe, d'embryon ou de fœtus.

Origine du Cordon.

Le cordon tire son origine des principaux vaisseaux contenus dans l'abdomen du fœtus, par six radicules vasculaires. L'une vient de la veine cave inférieure ou abdominale ; l'autre de la veine sous-épatique ou porte. Les artères, l'une à droite et l'autre à gauche, naissent des artères pelviennes ou des hypogastriques, quelquefois de la bifurcation de l'aorte abdominale.

M. *Chaussier* a le premier démontré l'origine des vaisseaux omphalo - mésentériques (1).

L'artère vient de la mésentérique supérieure, la veine naît de la veine sous-épatique ou porte ; l'ouraque, dans quelques animaux, entre dans sa composition.

Tous ces vaisseaux, dès leur origine jusqu'à l'anneau ombilical, vont en se conver-

----

(1) Nouveaux Mémoires de l'Académie de Dijon, 1782.

geant, et sortent de l'abdomen par cette ouverture; sortis, ils sont réunis en faisceaux
sous la forme d'un cordon.

Le corps du cordon s'étend de l'anneau
ombilical, en traversant la liqueur fœtale,
au placenta. Sa longueur, à l'époque de la
naissance, est d'environ 18 à 24 pouces;
son épaisseur est de 5 à 6 lignes; ces
deux dimensions sont très-variables; on remarque des *cordons courts, longs, gros* et
menus.

Selon sa longueur, l'épaisseur n'est pas la
même depuis son origine jusqu'à son insertion; tantôt il est mince dans un endroit et
gros dans l'autre : ce qui dépend de l'entor-
tillement du cordon et des varices de la
veine ombilicale; telles sont les causes de
l'œdème ou l'hydropisie du cordon.

Sa terminaison. Le cordon se termine au
placenta, par des divisions et sous-divisions
des vaisseaux qui entrent dans sa composition.

Les vaisseaux omphalo-mésentériques ne
sortent point de la cavité fœtale; ils se distribuent à la vésicule ombilicale, située
entre les membranes chorion et amnios,
près l'insertion du cordon au placenta. Ces

vaisseaux n'existent que pendant la première moitié du terme de la grossesse.

La veine ombilicale se divise et se sous-divise en branches, en rameaux et en ramuscules capillaires ; une partie de ses divisions se distribue sur et dans la membrane chorion (utérine), pour la nutrition des membranes et pour s'anastomoser avec les ramuscules des artères ; l'autre plonge dans le tissu de l'utérus pour y pomper les sucs qui servent à la nutrition des produits de la conception.

Les artères ombilicales étant prises ensemble, leur capacité, d'après les observations de *Graaf*, est à-peu-près égale à celle de la veine ; elles se divisent et se sous-divisent en branches, en rameaux et en ramuscules capillaires, qui se distribuent dans et sur les membranes, où elles forment avec la veine un tissu aréolaire qui sert de base au placenta ; ces artères ne plongent point dans le tissu de l'utérus.

Composition du cordon. Il faut ajouter à ces vaisseaux un tissu cellulaire muqueux, dont le tout est contenu par une gaîne fournie par les membranes chorion et amnios.

L'usage du cordon est d'assurer au fœtus,

par la voie de la circulation, les sucs nécessaires à son accroissement (1), de dépouil-
ler le sang de l'hydrogène, du carbone qu'il
contient, et d'en former le placenta. Quant
aux difficultés qu'il peut apporter à l'accouchement (*V. la 2e. Part.*), *Hunter* a décrit
deux membranes nommées décidua et ré-
flexa, qu'il prétend une expension de la
membrane interne de l'utérus. *La face interne de l'utérus n'a point de membrane* (2);
l'origine donnée à celles de *Hunter* est donc
hasardée.

On a imprimé que les membranes dé-
crites par *Hunter*, se formaient entre l'u-
térus et le chorion, après la conception;
c'est une erreur : il n'y a que développement
des produits de la conception, et non de
nouvelle création.

Du Placenta.

Il n'existe point à la périférie du chorion,
avant l'entrée de l'œuf dans l'utérus.

L'endroit du chorion sur lequel il se dé-

---

(1) V. le Chap. sur la Circulation.
(2) Chaussier.

veloppe , est toujours fixe ; mais il en est autrement de son implantation à l'utérus.

Sa composition , sa figure et son étendue
suivent l'état progressif de la grossesse dans
ses périodes.

Pendant la première période, sa composition est vasculeuse, c'est-à-dire composée
des branches, des rameaux et des ramuscules de la veine et des artères ombilicales.

Ces productions vasculaires forment dans
et sur le chorion, un tissu aréolaire, dans
lequel se dépose le superflu des sucs qui
n'ont point servi à la nutrition du fœtus et
de ses autres annexes.

Sa figure , pendant la première période ,
est circulaire ; le placenta se développant
sur le chorion, prend la forme de l'œuf,
c'est-à-dire sa face utérine est convexe, et
sa face fœtale concave.

A la fin du troisième mois de la gestation ,
le placenta occupe plus des deux tiers de la
face utérine du chorion.

Le placenta, uni avec les autres produits
de la conception, dont il est une production,
s'agraffe à l'utérus par les ramuscules de la
veine ombilicale.

Dans la deuxième période, le placenta

suit , pour son développement , la progression des autres produits ; cependant, dans la première et dans le commencement de celle-ci , suivant les proportions du fœtus , il est plus volumineux que lui. Cet excès de volume du placenta paraît être dû, 1°. à la petite quantité des sucs que l'embryon absorbe durant la première période ; 2°. à une nécessité absolue (celle de l'augmentation des annexes pour agrandir le domicile du fœtus , et pour fixer le placenta d'une manière plus solide avec l'utérus).

Sa composition, quant au principe constituant , est toujours la même ; mais à la fin du sixième mois , son tissu , de vasculeux qu'il était, devient lobuleux ; les lobes sont séparés entr'eux par des scissures ou sinuosités qui laissent passer les radicules de la veine ombilicale , pour plonger dans l'utérus.

Sa figure est toujours à-peu-près circulaire.

Son étendue augmente pour lui , mais relativement aux membranes , il n'occupe guère , à cette époque , que les deux tiers du chorion.

Ses connexions sont les mêmes ; mais elles

se font d'une manière plus ferme et plus solide, attendu que ses vaisseaux sont plus développés.

Pendant la troisième période, le placenta n'augmente pas autant; au contraire, il reste, pendant le dernier mois, à-peu-près dans le même état. La majeure partie des vaisseaux placento-utérins s'oblitèrent, ce qui l'amène à une sorte de maturité qui donne à sa face utérine une couleur gris-brun.

Son *épaisseur*, à cette époque, est d'environ 1 pouce et quelques lignes pour le centre; mais elle va toujours en diminuant jusqu'à sa circonférence. Sa largeur est de 6 ou 8 pouces; son étendue relative n'occupe que le tiers du chorion à l'époque de l'accouchement.

Variétés. Le placenta, pour sa forme, pour son volume, et pour son étendue, suit toutes les productions animales, qui, à raison de diverses causes, presque inconnues, font changer son mode de développement.

Ces variétés ne sont d'aucune utilité pour l'exercice des accouchemens, puisqu'aucun signe extérieur ne peut en indiquer la différence avant son expulsion ou son extraction;

il est donc inutile de s'étendre sur un sujet qui n'offre point d'intérêt pour la pratique.

Quant aux usages du placenta, on a beaucoup écrit pour lui en trouver ; les uns l'ont comparé au foie ; d'autres aux poumons ; d'autres lui ont donné la faculté d'élaborer et de perfectionner les sucs portés au fœtus.

En méditant sur l'époque où commence le développement du placenta, de son accroissement progressif, l'on se convaincra qu'il n'a aucune action par lui-même, que son organisation et son développement ne sont dûs qu'à la force vitale du fœtus. Cela est si vrai, que, si le fœtus vient à mourir (par une cause quelconque), le placenta se désorganise, et les autres produits, qui, en changeant leur mode d'action, changent leur tissu, leur forme, leur propriété et leur usage ; de là l'emploi des noms impropres de faux germes, de molles.

CHAPITRE V.

DES FONCTIONS EXÉCUTÉES PAR LE FOETUS,
PENDANT LA GESTATION.

Le principe vital uni à la matière, fait

exécuter au germe, à l'embryon et au fœtus la série des fonctions suivantes :

Circulation, sécrétion, nutrition, excrétions internes, exhalation et absorption.

1°. *Circulation :* faculté due à la structure du cœur et des vaisseaux qui en naissent, ou qui y viennent aboutir.

Les artères portent le sang, et les veines le rapportent : cette fonction, dont dépendent toutes les autres, commence avec la vie et finit avec elle.

2°. *Nutrition :* faculté propre à toutes les parties d'un être organisé, par laquelle une portion du sang ou des principes qui le composent, est retenue et changée en leur propre substance.

3°. *Sécrétion :* faculté qu'ont certains organes de séparer, ou d'extraire du sang, la bile, la salive, l'urine, etc.

4°. *Excrétions intérieures :* faculté de certains organes, de déposer, par le moyen de conduits excréteurs, les fluides séparés du sang : c'est ainsi que la salive est apportée dans la bouche, par les conduits excréteurs des glandes salivaires ; dans l'œsophage et dans la trachée artère, l'humeur muqueuse ;

la bile dans la vésicule du fiel, et dans l'intestin duodénum; l'urine dans la vessie, etc.

5°. *Exhalation* : fonction propre aux capillaires artériels qui se trouvent dans les membranes séreuses, telles que la péritonéale, la sous-costale ou pleurale, etc. qui, pendant la vie, laissent sortir une espèce de rosée séreuse qui lubréfie, qui entretient une sorte d'onction sur les organes contenus dans les cavités.

6°. *Absorption* : faculté des vaisseaux lymphatiques, de pomper et de reporter dans la circulation les fluides exhalés.

Dès que cette dernière fonction cesse, les fluides s'épanchent dans les cavités ; de - là l'hydropisie.

Toutes ces fonctions s'exécutent depuis la conception jusqu'à l'accouchement, époque où les fonctions suivantes sont ajoutées à celles congéniales :

Respiration, excrétions externes, digestion, sensation, locomotion, génération.

1°. *Respiration* : consiste dans l'entrée de l'air ambiant dans les poumons ; elle en produit la dilatation et l'élévation des côtes et du sternum. Pendant la sortie de l'air, les poumons s'affaissent et le thorax se resserre; le mouvement alterne de dilatation et de resserrement du thorax, produit le balottement des viscères du ventre.

L'entrée et la sortie de l'air dans les poumons, produisent encore la voix, modifiée dans le larinx, la bouche et les narines; dans l'enfant, on l'appelle cris ou vagissemens.

2°. *Excrétions externes :* faculté de certains organes de conserver plus ou moins long-tems des excrémens et de les expulser au-dehors : les boyaux expulsent le méconium ; la vessie, les urines, etc.

3°. *Digestion :* fonction qui comprend le *sucement*, la *déglutition*, la *digestion*, et la *chylification*.

Sucement : faculté des lèvres et de la langue, d'attirer le lait contenu dans les mamelles.

Déglutition : propriété de la langue, du pharinx et de l'œsophage, de transmettre les alimens de la bouche dans l'estomac.

Digestion : propriété de l'estomac et des boyaux, secondée par le foie et la rate, etc. pour opérer le chyme et le partager en deux parties : le fécès et le chyle. Cette opération se nomme aussi chylification.

4°. *Sensation :* faculté de certains organes, propres aux animaux; ils éprouvent des impressions, les transmettent à l'organe encéphalique, foyer principal des sens, ou le sentiment. Le sentiment est le lien de l'âme et du corps ; c'est à ce lien que se rapportent les sensations; il prend alors le nom d'entendement. Les trois conditions ci-après constituent ce dernier :

1°. L'impression reçue par les sens, transmise au sentiment : l'on sent; cet effet se nomme perception.

2°. L'on sent que l'on a senti ; ce second effet se nomme mémoire.

3°. L'on sent l'identité de rapport; cet effet se nomme jugement.

Le développement des facultés intellectuelles suit celui de l'organe encéphalique : les premières sensations commencent environ deux mois après la naissance.

5°. *Locomotion :* faculté propre aux animaux de se transporter d'un lieu dans un autre ; elle comprend le marcher, le nager, etc.

6°. *Génération :* fonction commune à tous les êtres organisés, par le moyen de laquelle ils se reproduisent dans les animaux ; elle comprend les sexes, la fécondation, la gestation, l'accouchement, etc.

Cette dernière fonction signale la puberté ; c'est, selon l'ordre de la nature, la dernière qui se développe et la première qui finit.

Pour ne pas confondre les *besoins* avec les *sensations*, en voici la différence.

Besoins : état de mal-aise ou d'inquiétude, produit par l'absence ou la présence d'un corps.

Premier exemple : l'absence d'alimens dans l'estomac, excite la faim, etc.

Deuxième exemple : la présence de l'urine dans la vessie, produit le besoin d'uriner.

CHAPITRE VI.

DE LA DIFFÉRENCE ENTRE LA CIRCULATION DE L'ENFANT ET CELLE DU FOETUS.

Pour rendre cette différence sensible, il faut exposer le mode circulatoire de l'un et de l'autre :

« La circulation est, en général, la pro-
» gression des liqueurs dans les vaisseaux,
» fonction commune à tous les êtres orga-

» nisés, mais qui, dans les animaux, s'exé-
» cute par deux ordres de vaisseaux, abou-
» tissant à un centre commun qui est le
» cœur ; 1°. Les artères, qui portent le sang
» du centre à la circonférence, avec un
» mouvement alternatif de diastole (dilata-
» tion) et de sistole. (contraction,) ce qui
» entretient et établit une vibrabilité générale
» dans toutes les parties du corps ; 2°. Les
» veines qui, de la circonférence, rapportent
» le sang au centre (cœur.) (1) »

L'anatomie nous apprend que le cœur forme dans son épaisseur deux cavités nommées ventricules ; qu'il porte à sa base deux oreillettes ou appendices musculaires creuses ; que chacune de ces cavités a deux sortes d'ouvertures ; 1°. celles qui apportent le sang, 2°. celles qui le transmettent ; que chacune de ces ouvertures est garnie de valvulves qui laissent entrer le sang dans les cavités du cœur pendant sa diastole , et qui l'empêchent de rétrograder durant sa sistole. Une autre cause qui s'oppose au retour du sang , est la colonne qui succède à la première.

____

(1) Chaussier.

PREMIERE SECTION.

CIRCULATION DE L'ENFANT.

Le sang ne peut entrer dans les cavités du cœur que pendant leur diastole, et ne peut en sortir que durant leur sistole.

L'oreillette droite a trois bouches qui versent le sang dans sa cavité : 1°. Celle de la veine cave inférieure, (abd.) elle rapporte le sang des capillaires artériels de toutes les parties situées au-dessous du diaphragme.

2°. Celle de la veine cave supérieure (céph.) rapporte le sang de toutes les parties situées au-dessus du diaphragme, de la tête , du thorax et des membres thoraciques.

3°. Celle de la veine cardiaque; les veines rapportent le sang des capillaires artériels du cœur.

Cette *oreillette droite* n'a , contre trois bouches qui apportent le sang dans sa cavité , qu'une ouverture pour le transmettre dans le ventricule droit du cœur ; cette ouverture étant commune , on peut la nommer auri-ventriculaire.

Le ventricule droit n'ayant que deux ou-

vertures, reçoit le sang par l'auri-ventriculaire, et le transmet dans les capillaires du
poumon par l'orifice de l'artère pulmonaire.

L'oreillette gauche a quatre ouvertures
qui lui apportent le sang ; ce sont celles des
quatre veines pulmonaires, qui reprennent
le sang des capillaires artériels pulmonaires,
et le verse dans sa cavité; comme la droite
elle n'a qu'une ouverture pour le transmettre;
c'est l'ouverture commune avec le ventricule
(auri-ventriculaire.)

Le *ventricule gauche*, comme le droit,
n'a que deux ouvertures : la commune (auri-ventriculaire) qui laisse entrer le sang de
l'oreillette dans sa cavité, et celle de l'artère
aorte qui reçoit le sang du ventricule pour
le porter dans toutes les parties du corps,
en commençant par le cœur, ensuite dans
les parties les plus voisines, et de proche en
proche, dans les parties les plus éloignées du
centre; d'où il faut conclure que la circulation doit se renouveller plus souvent dans
le cœur, que dans les parties qui l'avoi-
sinent. Il en est de même en suivant la progression des liqueurs du centre à la circonférence.

Cette progression successive explique

1°. Pourquoi les cavités splanchniques et les organes qu'elles renferment, sont formées avant les membres. 2°. Pourquoi la décrépitude se fait remarquer de la circonférence au centre. 3°. Pourquoi la mort naturelle a lieu successivement, en commençant par les parties les plus éloignées et finissant au cœur: aussi a-t-il été nommé le *premier vivant* et le *dernier mourant*. Le cœur est donc pour la vie des animaux, ce qu'est la Divinité à l'univers, le *commencement* et la *fin*.

Résumé. Le sang est rapporté des capillaires artériels de toutes les parties du corps, par trois veines qui le versent dans l'oreillette droite pendant sa dilatation; l'oreillette le pousse pendant sa contraction dans le ventricule droit; celui-ci, durant sa contraction, le transmet dans l'artère pulmonaire; de l'artère, le sang est repris par les veines du même nom, qui le portent dans l'oreillette, gauche; l'oreillette en se contractant, le fait passer dans le ventricule gauche, tandis qu'il se dilate. Enfin, celui-ci le chasse en se contractant, dans l'aorte, qui le transmet dans toutes les parties du corps.

Les ventricules du cœur se dilatent et se contractent en même tems.

Les oreillettes se contractent et se dilatent ensemble.

Différence. Quand les ventricules se contractent, les oreillettes se dilatent : *vice versâ.*

IIe. SECTION.

De la circulation du fœtus.

La respiration est la seule cause qui différentie le mode circulatoire du fœtus.

Le fœtus ne respirant point dans l'utérus, la disposition de l'agent principal de la circulation diffère un peu de celle de l'enfant.

Première différence : les deux oreillettes, séparées dans l'enfant par une cloison, communiquent entr'elles, dans le fœtus, par le trou ovale (auriculaire.)

Deuxième différence : l'artère pulmonaire, dans l'enfant, se distribue en entier dans ses poumons, dans le fœtus ; le tronc de cette artère s'ouvre dans l'aorte par le moyen du canal artériel, et envoie seulement deux branches aux poumons.

Troisième différence : L'action des ventricules, comparée avec celle des oreillettes, est hétérochrone, ou se fait en des tems différens , c'est-à-dire que , quand les ventricules se contractent, les oreillettes se dilatent : *vice versâ.*

Dans le fœtus , la chose se passe différemment ; cela dépend seulement de l'existence du trou ovale (auriculaire). Le sang apporté de toutes les parties du corps , par les veines caves et cardiaques , dans l'oreillette droite, pendant sa dilatation, ne peut que s'y mêler, et être chassé, durant sa contraction, en deux parties ; une portion passe dans l'oreillette gauche par le trou ovale (auriculaire) , et l'autre portion passe en même tems dans le ventricule droit ; de sorte que l'oreillette gauche et le ventricule droit se dilatent en même tems.

Pendant la contraction de l'oreillette gauche et du ventricule droit, l'oreillette droite et le ventricule gauche sont dans un état de dilatation. La première , pour laisser entrer le sang de toutes les parties du corps ; la deuxième , pour recevoir le sang contenu dans l'oreillette gauche.

Ainsi , tandis que l'oreillette droite et le ventricule gauche se contractent et se dilatent en même tems , le ventricule droit et l'oreillette gauche se dilatent et se contractent ensemble.

Le sang du ventricule droit, au lieu de passer en entier dans l'artère pulmonaire, comme après la naissance, passe en presque totalité dans l'aorte, par le moyen du canal artériel, ou plutôt par la continuation du tronc pulmonaire, ce qui a fait dire à *Harvée*, que l'aorte tire son origine de deux racines, dont l'une vient du ventricule droit et l'autre du ventricule gauche.

IIIe. SECTION.

Usage des artères et de la veine ombilicale.

L'unique usage des artères ombilicales est commun au système artériel en général, celui de porter le sang aux annexes du fœtus. Les artères se terminent par deux ordres de capillaires ; 1°. ceux qui exhalent la liqueur fœtale ; 2°. ceux qui s'anastomosent avec les capillaires de la veine ombilicale.

La veine ombilicale remplit deux fonctions en même tems : 1°. l'une qui lui est commune avec toutes les autres veines, qui est de rapporter des capillaires artériels le sang qui n'a point servi au développement des annexes du fœtus ; 2°. l'autre fonction est de pomper dans l'utérus la liqueur , ou les fluides qui doivent servir à la nutrition du fœtus. Cette liqueur n'est ni du sang, ni du lait; elle doit être à-peu-près semblable au chyle : par ce double moyen , la veine ombilicale remplit la même fonction dans le fœtus, que le canal thoracique (ou chylifère) dans l'enfant. Comme le fœtus ne digère point, que l'enfant digère et fait par conséquent du chyle, qui , à son tour , devient sang, il était donc nécessaire que la mère , par le moyen de son organe utérin , fournît au fœtus la liqueur nécessaire à former le sang.

N'en concluons cependant pas que le canal thoracique du fœtus soit absolument dans l'inaction. Une partie des excrétions internes est pompée et absorbée par les vaisseaux lactés , et portée dans les glandes mésentériques, et de-là , dans le canal thoracique, qui le transmet dans la veine sousclavière gauche. Il en est de même des organes qui ne doivent exécuter de véritables fonctions qu'après la naissance.

En 1783, M. *Sabatier* accrédita un nouveau système sur la circulation du sang du fœtus ; cet anatomiste crut devoir se fonder, 1°. sur la direction des veines caves ; 2°. sur la disposition du trou ovale ; 3°. sur la valvulve d'*Eustache*. Il prétendit que le sang versé dans l'oreillette droite, par les veines caves, ne s'y mêle point ; que celui apporté par la veine cave inférieure , passe en entier dans l'oreillette gauche , par le moyen du trou ovale ; qu'enfin celui apporté par la veine cave supérieure, passe à travers l'oreillette dans le ventricule droit.

Ce système fut adopté par *Bichat*, et depuis , *in verba magistri*, par MM. *Gardien et Capuron*. Pour légitimer cette hypothèse , il eût fallut démontrer :

1°. Que le sang des veines caves n'arrive pas ensemble et en même tems dans l'oreillette droite du cœur ;

2°. Que cette oreillette n'a pas , dans le fœtus, d'action contractile ;

3°. Que cette oreillette n'agit pas en même tems sur tout le sang contenu dans sa cavité, pendant sa contraction.

MM. *Gardien* et *Capuron* ont voulu accréditer d'autres erreurs qu'il faut réfuter.

M. *Gardien* (Traité d'Accouchemens ,

tom. 2 , pag. 190) dit : « à mesure que la
» grossesse avance, *le trou de botal et le*
» *canal artériel* se rétrécissent. » M. *Ca-*
puron (Cours d'Accouchemens , pag. 151)
partage cette opinion.

Ces deux médecins sont dans l'erreur ; la
cause de l'oblitération du trou ovale , ou de
botal et du canal artériel étant dans la seule
respiration , et cette fonction ne commençant qu'après la naissance , il est impossible
que ces rétrécissemens commencent avant
cette époque. Au contraire , ces deux ouvertures de communication dans le fœtus ,
augmentent en raison du volume des fluides
qu'ils transmettent. Ces ouvertures sont d'autant plus grandes , que le fœtus approche
de sa naissance.

M. *Garnien* (*ib.* p. 192) est encore dans
l'erreur , lorsqu'il avance que la circulation
se fait dans le fœtus de neuf mois , à peu de
chose près , comme dans l'adulte.

Un troisième erreur est d'écrire (p. 196)
que « dès que le fœtus a respiré, le sang cesse
subitement de passer par le trou de botal et
par le canal artériel » (1) , pour passer en
totalité dans les poumons.

------

(1) Au moins pour ce dernier.

La nature n'improvise point ; le rétrécissement de ces ouvertures ne peut ni ne doit se faire, qu'à mesure que les artères pulmonaires se développent.

Elles s'oblitèrent après un tems plus ou moins long, et non subitement, puisque l'*anatomie* nous fait retrouver ces ouvertures dans un âge plus ou moins avancé.

CHAPITRE VI.

CONSIDÉRATIONS GÉNÉRALES SUR LES CORPS CONTENANT ET CONTENUS.

Tous les écrivains ont senti la nécessité de considérer le rapport des diamètres des corps contenant et contenus, et de les comparer entr'eux ; leurs ouvrages offrent-ils la démonstration de cette vérité ? *Non.*

Ils n'ont donné (depuis *Ould*, qui, le premier, leva le plan du bassin,) qu'une description erronée des diamètres, sans indiquer la coordination de ces deux corps.

Il fallait, le compas à la main, dit *Alphonse Le Roy*, s'occuper des dimensions du contenant et du contenu, et réduire l'art à un problème ; tel est celui d'*Astruc*.

Iʳᵉ. SECTION.

Probléme.

« Une cavité extensible d'une certaine ca-
» pacité étant donnée, en tirer un corps
» flexible, d'une longueur et d'une grosseur
» déterminée, par une ouverture dilatable
» à un certain point. »

Pour résoudre ce probléme, nous le par-
tagerons en III propositions, qui, résolues,
les unes après les autres, auront pour preuve
notre *Table de Coordination.*

Iʳᵉ. *Proposition.*

« Une cavité extensible d'une certaine ca-
» pacité étant donnée. »

Les anatomistes démontrent 1°. que l'extrêmité pelvienne du tronc, cavité qui soutient
et renferme les viscères abdominaux, et
ceux destinés à la génération, est composée
de quatre os : deux impairs, situés en arrière, le sacrum et le coccyx ; deux pairs,
situés sur les côtés et en devant du bassin,
les deux os coxaux ou des hanches.

2°. Que ces os sont unis entr'eux par quatre
articulations.

Ire. Articulation : La symphyse pubienne, cartilage interposé entre les régions pubiennes, plus ou moins épais, fibreux dans sa circonférence et plus mou dans son centre. Si en écartant les pubis avec force, on parvient à rompre la symphise, une portion égale du cartilage qui la forme reste sur chaque os.

Les ligamens qui affermissent cette articulation, et qui sont susceptibles de s'alonger, sont situés dans son pourtour.

IIe. et IIIe. articulations. Symphise-sacro-iliaques, double union du sacrum avec les os coxaux (régions iliaques), les surfaces articulaires ayant la même étendue et la même forme, sont jointes :

1°. Par un cartilage de quelques millimètres d'épaisseur, susceptible de se ramollir pendant la gestation, et de permettre à ces os une légère diduction pendant l'accouchement.

2°. Par les ligamens qui affermissent ces articulations qui sont très-nombreux ; ils s'étendent des régions iliaques des os coxaux, au sacrum et à la dernière vertèbre lombaire.

3°. Par les os coxaux qui sont encore affermis avec le sacrum et le coccyx, au moyen de grands et petits ligamens (sacro-ischiatiques),

*IV*e. *Articulation :* L'union du coccyx avec le sacrum se fait, 1°. par un cartilage de peu d'épaisseur et de consistance.

2°. Par des ligamens antérieurs et postérieurs ; cette articulation permet à cet os d'être porté en deux sens opposés, en avant et en arrière.

L'anatomie nous apprend encore que la face abdominale du bassin est partagée naturellement en deux parties, l'une nommée le grand bassin, et l'autre le *petit* ou *excavation*. Ce dernier a trois parties très-distinctes qu'il est important de connaître ; savoir :

Première partie. Son *entrée* ou le *détroit abdominal*, de forme à-peu-près ovale ou elleptique ; nous lui distinguons deux diamètres, l'iliaque ou le transversal, ou le grand ; le sacro-pubien ou le petit.

Deuxième partie. Excavation du bassin ; sa capacité est beaucoup plus large en tout sens que le détroit précédent et que le suivant. Sa profondeur est de cinq pouces en arrière, de quatre sur les côtés, et de deux en devant. Ces divers degrés de profondeur facilitent les changemens de direction que la tête et les épaules sont forcées de prendre pour franchir le détroit périnéal.

Troisième partie. Sa sortie, ou détroit périnéal ou inférieur, auquel nous distinguons deux diamètres, le pubio-coccygien ou le grand, l'ischiatique ou le petit.

CONCLUSION.

D'après la structure, la forme du bassin et le mode de ses articulations, l'expérience enseigne que sa cavité peut augmenter en tout sens pendant l'accouchement : telle est la solution de la première proposition dont se compose le problème d'*Astruc*.

IIe. *Proposition.*

« En tirer (du bassin) un corps flexible, » d'une longueur et d'une grosseur déter-» minée. »

Vérité anatomique. Les os du fœtus sont très-flexibles, surtout à leurs articulations, où ils sont cartilagineux ou membraneux; les os longs ne sont ossifiés à cette époque (la naissance) qu'à leur partie moyenne, et les os plats dans leur centre : de manière

que les uns sont cartilagineux à leurs extrémités, et les autres cartilagino-membraneux
dans leur circonférence.

Cette disposition dans les parties solides
du fœtus facilite singulièrement la réduction
de ses parties pendant l'accouchement.

La longueur du tronc du fœtus à l'époque
de la naissance, est depuis 9 pouces jusqu'à
12; son épaisseur, prise d'une épaule à
l'autre, est de 4 pouces un quart à 4 pouces
et demi.

On distingue au fœtus deux parties très-
essentielles à connaître : l'extrémité céphalique ou la tête, et l'extrémité cervicale du
thorax.

Extrémité céphalique. Diamètres de son
ovale occipito-pariéto-frontal, 1°. le diamètre occipito-frontal ou le grand; 2°. le
diamètre pariétal ou le petit.

La tête ne peut traverser le bassin qu'en
présentant cet ovale le premier aux détroits
et aux ouvertures des parties molles.

Extremité cervicale du thorax, à laquelle on distingue deux diamètres : 1°. l'a-
cromial ou le grand, 2°. le sterno-dorsal
ou le petit.

Telle est la juste idée qu'on doit se faire

des dimensions des corps contenant et contenus ; mettons-les en face l'une de l'autre ,
et démontrons la coordination, en transcri-
vant ce que nous avons consigné , page 12 ,
de notre thèse , N°. 35 , soutenue en 1806.

DÉMONSTRATION

DE LA COORDINATION.

Extrémité pelvienne.

L'excavation du bassin a deux détroits ou issues; on peut décrire à chacun moitié moins de diamètres qu'il n'y a de points dans leur circonférence.

Les accoucheurs modernes ont réduit ces diamètres à quatre pouces pour chaque détroit; nous les réduisons aux deux suivans :

Diamètres du détroit supérieur (abdominal).

1°. Le grand diamètre ou transversal (*iliaque*), est compris entre les points moyens et iliaques : son étendue est de 5 pouces (135 mil.)

2°. Le petit diamètre ou antéro-postérieur (sacro-pubien), est compris entre le promontoire du sacrum , et la partie interne du bord abdominal de la symphyse pubienne. Son étendue est de 4 pouces (108 mil.).

Diamètres du détroit inférieur (périnéal).

Le grand diamètre ou antéro-postérieur (*pubio-coccygien*), est compris entre l'arcade pubienne et le coccyx. Son étendue est de 4 pouces (108 mil.) Ce diamètre , par la mobilité du coccyx , devient, au moment du passage du fœtus , presqu'aussi étendue que le grand diamètre (*iliaque*) du détroit supérieur (*abdominal*).

2°. Le petit diamètre ou transversal (*ischiatique*), est compris entre le côté interne des tubérosités ischiatiques. Son étendue est de 4 pouces (108 mil.).

DÉMONSTRATION

DE LA COORDINATION.

———

Fœtus.

Il a deux extrêmités essentielles à connaître : on peut dé-crire à l'ovale supérieur (*occipito-pariéto-frontal*) et à l'extrémité cervicale du thorax, moitié moins de diamètres qu'il n'y a de points dans leur circonférence. Nous les ré-duirons aux deux suivans , pour chaque extrémité :

Diamètre de l'ovale supérieur (occipito-pariéto-frontal).

1°. Le grand diamètre ou antéro-postérieur (occipito frontal) est compris entre la protubérance occipitale externe et le front. Son étendue est de 4 pouces un quart (115 mil.).
2°. Le petit diamètre ou transversal (*pariétal*) est com-pris entre les bosses pariétales. Son étendue est de 3 pouces un quart (88 mil.).

Diamètres de l'extrémité cervicale du thorax.

1°. Le diamètre des épaules (*acromial*) est compris en-tre les acromions. Son étendue est de 4 pouces un quart (115 mil.).

2°. Le diamètre sterno-dorsal est compris entre le ster-num et le dos. Son étendue est de 3 pouces un quart (88 mil.).

IIIᵉ PROPOSITION.

Par ouverture dilatable jusqu'à un certain point; c'est plutôt par les ouvertures que par cette ouverture , 1°. l'orifice vaginal de l'utérus dont le grand diamètre est parallèle au diamètre iliaque du détroit abdominal ; 2°. l'orifice du vagin , dont l'entrée est la vulve ; la fente se dirige du pubis au périnée , par conséquent parallèle au diamètre pubio-coccygien du détroit périnéal.

Voilà la solution du problème de méchanique auquel *Astruc* réduisait tout l'art des accouchemens.

Maintenant qu'elle est irrévocablement prouvée par la coordination ci-jointe , passons au méchanisme de l'accouchement.

CHAPITRE VII.

DE L'ACCOUCHEMENT.

L'accouchement est la sortie naturelle , ou artificio-naturelle de tous les produits de la conception arrivés à maturité.

De-là notre division en deux classes.

1re. CLASSE.

Définition de l'Acccouchement naturel.

L'accouchement naturel est l'expulsion de tous les produits d'une conception, parvenus à maturité.

1er. ORDRE.

Le fœtus parvenu à terme, ne pouvant être expulsé de l'utérus, que par l'une ou l'autre extrémité de son tronc, établit notre division de l'accouchement naturel en deux genres.

1er. GENRE.

Présentation de l'extrémité céphalique, ou la tête au détroit supérieur abdo-minal.

Le fœtus présentant l'ovale occipito-pariéto-frontal de son extrémité céphalique, au-dessus du détroit supérieur (abdominal), ne peut le traverser pour entrer dans l'excavation du bassin, que dans deux directions différentes (d'après la coordination) selon lesquelles la nature termine ou peut terminer l'accouchement.

L'on choisit un point donné de la tête, c'est l'occiput (et non le sommet), pour établir les positions naturelles (nos espèces), parce que cette région de la tête, l'occiput, entre la première dans le bassin.

*I*re. *Espèce. I*re. *Position. Occiput dirigé du côté gauche du bassin.*

Dans cette première espèce, l'occiput est dirigé vers la fosse iliaque gauche, et le front vers la droite. Nous l'appelons première espèce, parce qu'elle se présente plus de quatre-vingts fois sur cent. Cette position ne peut avoir lieu , sans que le grand diamètre de la tête (occipito-frontal) et par conséquent le petit (pariétal) ne se trouvent en rapport avec le grand et le petit diamètre du détroit supérieur *abdominal* , c'est-à-dire avec l'iliaque et le sacro-pubien.

La tête, dans cette position, ne pourrait franchir le détroit supérieur *abdominal*, si les contractions de l'utérus , aidé par l'action des muscles abdominaux et thoraciques, ne la forçaient à entrer dans l'excavation du bassin, jusqu'au-dessus du détroit inférieur *périnéal*.

Le grand diamètre de l'extrémité cervicale du thorax étant au niveau du détroit supérieur *abdominal*, l'épaule droite répond au pubis, et la gauche au sacrum.

Cette situation ne peut avoir lieu, sans une opposition entre le grand diamètre du thorax et celui du détroit supérieur *abdominal* ; en effet, le grand diamètre (*des épaules*) est placé sur le petit diamètre (*sacro-pubien*).

Il y a également opposition entre les diamètres de la tête et ceux du détroit périnéal, puisque l'occiput est à gauche et le front à droite, c'est-à-dire le grand diamètre de la tête (*occipito-frontal*) répondant au petit diamètre (ischiatique) du détroit inférieur *périnéal*.

Pour que la tête puisse franchir le détroit périnéal ou inférieur, il faut qu'elle décrive un quart de cercle de gauche à droite, par lequel l'occiput se place sous le pubis, et la face dans la concavité du sacrum.

Les épaules, pour se mettre en rapport de diamètre, avec le détroit supérieur

(*abdominal*) , le franchir et entrer dans l'excavation du bassin , doivent décrire un quart de cercle en même tems que la tête décrit le sien , de manière que l'épaule droite , qui répondait au pubis , va se placer sur le point moyen de la fosse iliaque droite ; et la gauche , qui répondait au sacrum , se place vers le milieu de la fosse iliaque gauche.

Les contractions de l'utérus , celles des muscles de l'abdomen , du thorax , etc. , redoublant d'action , font engager la tête dans le détroit périnéal , l'orifice du vagin et la vulve , et le lui font franchir. Au même instant , l'extrémité cervicale du thorax s'engage dans l'excavation du bassin , présentant son grand diamètre sur le petit du détroit inférieur(*périnéal*), c'est-à-dire l'épaule droite sur l'ischion droit , et la gauche sur l'ischion gauche.

La tête étant sortie de la vulve , après l'avoir énormément distendue, ainsi que le périnée , l'occiput répond toujours au pubis et la face au coccyx. Elle ne pourrait être chassée plus loin (quoique rien ne lui offre résistance), si les épaules ne décrivaient un nouveau quart de cercle , par lequel l'épaule droite se porte sous le pubis , et la gauche vers le coccyx.

Dans cette position , le grand diamètre des épaules se trouve en rapport avec le grand diamètre (pubio-coccygien) du détroit inférieur (périnéal).

En même tems , la tête change de position ; l'occiput se dirige du pubis à la face interne de la cuisse gauche de la mère , et la face du coccyx se dirige vers la face interne de la cuisse droite.

Les contractions de l'utérus , etc. , redoublant, les épaules s'engagent, l'une sous le pubis et l'autre vers le coccyx ; elles franchissent le détroit périnéal , la tête est poussée au loin , et bientôt après les autres parties du fœtus suivent, et l'expulsion est opérée.

IIe. espèce ou IIe. position. L'occiput dirigé vers le côté droit du bassin.

Position inverse de la première et infiniment moins fréquente. L'occiput correspond au point moyen de la fosse iliaque droite , et le front au côté gauche.

Le pariétal gauche répond au pubis , et

le droit au sacrum. Les diamètres de la tête sont donc en rapport avec ceux du détroit supérieur (*abdominal*), puisque le grand de la tête (*occipito-frontal*) correspond au grand du détroit supérieur (*iliaque*), et que le petit de la tête (*pariétal*) correspond au petit (*sacro-pubien*) du détroit supérieur *abdominal*.

Pour que la tête descende dans l'excavation, il faut qu'elle y soit poussée par la force expulsive de l'utérus, des muscles abdominaux et thoraciques ; alors elle s'y place, et l'extrémité cervicale du thorax se place au-dessus du détroit supérieur *abdominal*.

L'une des épaules, la gauche, est dirigée vers le pubis, et l'autre, la droite, vers le sacrum ; dans cette position, elles ne pourraient franchir le détroit supérieur (abdominal), puisque le grand diamètre du thorax (acromial) est placé sur le petit (*sacro-pubien*) de ce même détroit.

Il faut donc, pour que l'extrémité cervicale du thorax se mette en rapport avec le détroit supérieur (*abdominal*), que les épaules décrivent un quart de cercle, par lequel l'épaule gauche, qui répond au pubis, se porte vers le point moyen de la fosse iliaque gauche , et la droite du sacrum au point moyen de la fosse iliaque droite.

Cela se fait au même instant que la tête qui est dans l'excavation du bassin , l'occiput à droite sur l'ischion droit, et le front sur l'ischion gauche , c'est-à-dire en opposition de diamètre avec le détroit inférieur (*périnéal*), décrit son quart de cercle pour placer l'occiput sous l'arcade pulvienne , la face dans la concavité du sacrum.

De nouvelles contractions font engager la tête dans le détroit inférieur *périnéal* , et la lui font franchir après avoir fortement distendu le périnée.

Dans ce moment , les épaules entrant dans l'excavation du bassin , la droite se place sur la face interne de l'ischion droit et la gauche sur l'ischion du côté gauche.

Dans cette position , les épaules ne pouraient sortir du bassin , puisqu'il y a opposition de diamètres , si elles ne décrivaient un nouveau quart de cercle, pour se mettre en rapport avec le grand diamètre du détroit inférieur (*périnéal*). L'épaule gauche est donc dirigée de l'ischion gauche sous l'arcade pubienne , et la droite de l'ischion droit vers le coccyx. Au même instant, la tête qui est hors la vulve, l'occiput répondant au pubis, et la face au périnée, changent de position ; elle décrit un nouveau quart de cercle, par lequel l'occiput se dirige vers la face interne de la cuisse gauche.

De plus fortes et de nouvelles contractions auxquelles toutes les parties du corps concourent, font engager les épaules dans le détroit inférieur (*périnéal*). Elles le franchissent et bientôt après les autres parties suivent, et l'expulsion est faite.

IIe. GENRE.

Sortie du fœtus par son extrémité pelvienne.

L'extrémité pelvienne du fœtus, soit que les pieds, soit que les genoux ou les fesses se présentent aux détroits et aux ouvertures des parties molles, franchit ordinairement les détroits et l'excavation du bassin dans les deux directions suivantes, que des auteurs ont portées à quatre espèces, et que nous réduirons à deux.

Ire. espèce ou Ire. position, sacrum dirigé à gauche.

La région sacrée étant dirigée vers le côté gauche du bassin., l'extrémité pelvienne franchit le détroit supérieur (abdominal) , et est poussée par les forces contractiles de l'utérus, etc. , dans l'excavation du bassin , jusqu'au dessus du détroit inférieur (périnéal).

Lorsque l'extrémité pelvienne du fœtus a franchi le détroit inférieur (périnéal) , et la vulve , soit par les pieds , soit par les genoux ou les fesses , alors l'extrémité cervicale du thorax est poussée au-dessus du détroit supérieur (abdominal) , l'épaule gauche est dirigée vers le pubis , et la droite vers le sacrum ; c'est-à-dire , en opposition de diamètre avec le détroit supérieur (abdominal) , puisque le grand diamètre de l'extrémité cervicale du thorax (acromial) , est placé sur le petit diamètre (sacro-pubien) , de ce même détroit qu'il ne pourrait franchir dans cette direction ; il faut donc , pour que les épaules se mettent en rapport de diamètres avec le détroit supérieur (abdominal) , qu'elles décrivent un quart de cercle par lequel l'épaule gauche abandonne le pubis , et se porte vers le point moyen de la fosse iliaque droite , et que l'épaule droite se porte du sacrum vers le point moyen et iliaque gauche.

Les contractions utérines, celles des muscles abdominaux , etc. , etc. , continuant l'extremité cervicale du thorax , franchit le détroit supérieur (abdominal) , elle est poussée dans l'excavation du bassin jusqu'au dessus du détroit inférieur (périnéal) ; en opposition de diamètre , avec ce même détroit , puisque l'épaule gauche est sur l'ischion droit , et l'épaule droite sur l'ischion gauche ; c'est-à-dire , le grand diamètre de l'extrémité cervicale du thorax (acromial), placé sur le petit diamètre (ischiatique) du détroit inférieur (périnéal).

L'extrémité céphalique où la tête est poussée en même tems au-dessus du détroit supérieur (abdominal) en opposition avec ce détroit. L'occiput répond au pubis , et le front au sacrum ; c'est-à-dire que le grand diamètre (occipito-frontal), est placé sur le petit (sacro-pubien) du détroit abdominal. Les extrémités cervicales du thorax et céphalique, pour se mettre en rapport avec les détroits au-dessus desquels elles se trouvent, décrivent chacune, en même tems, un quart de la circonférence de ces détroits; l'épaule gauche quitte la face interne de l'ischion droit, pour se porter sous l'arcade pubienne, et la droite vers le coccyx. L'occiput se dirige de la face interne du pubis au coté gauche du bassin, et le front vers le côté droit. Cette opération terminée, les contractions font que l'extrémité cervicale du thorax franchit le détroit *périnéal* et la vulve, tandis que l'extrémité céphalique franchit le détroit supérieur (abdominal), et est poussée dans l'excavation du bassin, jusqu'au dessus du détroit périnéal. Intérieur, l'occiput à gauche et le front à droite.

L'extrémité céphalique, pour se mettre en rapport avec le détroit inférieur *périnéal*, décrit, par une nouvelle combinaison de la nature, un quart de la circonférence de ce détroit : ce quart de cercle est décrit du côté gauche du bassin au pubis ; c'est-à-dire l'occiput se place sous l'arcade pubienne et la face vers le coccyx, la tête s'engage ensuite, par sa région faciale, dans le vagin à travers le détroit inférieur (périnéal); enfin cette région sort la première de la vulve, tandis que l'occiput se contourne, quoique dans l'excavation ; sous l'arcade pubienne, l'extrémité céphalique est expulsée, et le fœtus est sorti.

IIe. espèce ou IIe. position. Région sacrée de l'extrémité pelvienne du fœtus dirigée vers le côté droit du bassin.

La région sacrée dirigée vers le côté droit du bassin, l'extrémité pelvienne franchit le détroit supérieur (abdominal), et est poussée par l'action de l'utérus, etc., dans l'excavation du bassin, jusqu'au-dessus du détroit inférieur (périnéal).

L'extrémité pelvienne du fœtus ayant franchi le détroit inférieur (périnéal), et la vulve, soit par les pieds, soit par les genoux ou les fesses, l'extrémité cervicale du thorax se trouve au-dessus du détroit supérieur (abdominal), l'épaule droite vers le pubis, et la gauche vers le sacrum, c'est-à-dire en opposition de diamètre avec le détroit supérieur (abdominal). Il faut donc, pour que l'extrémité cervicale du thorax franchisse le détroit supérieur (abdominal), que l'épaule droite se dirige du pubis au côté gauche du bassin , et que la gauche se porte du sacrum au côté droit.

Les contractions utérines , etc. , etc. , après le mouvement des épaules, font entrer l'extrémité cervicale du thorax dans l'excavation du bassin, jusqu'au dessus du détroit inférieur (périnéal) en opposition avec ce détroit. L'épaule gauche est sur la face interne de l'ischion droit , et la droite sur l'ischion gauche.

L'extrémité céphalique est poussée en même tems au - dessus du détroit supérieur (abdominal) en opposition de diamètre avec ce détroit , l'occiput répond au pubis , et le front au sacrum.

Les extrémités cervicales du thorax et céphalique , pour se mettre en rapport avec les détroits au-dessus desquels elles se trouvent , décrivent chacune , en même tems , un quart de la circonférence de ces détroits. L'épaule gauche se dirige de l'ischion droit sous l'arcade pubienne , et la droite de l'ischion gauche dans la concavité du sacrum.

L'occiput abandonne le pubis , pour se porter vers le point moyen de la fosse iliaque droite , et le front vers la gauche.

Après ces déplacemens le travail de l'enfantement se continuant , l'extrémité cervicale du thorax franchit le détroit inférieur (périnéal) et la vulve. L'extrémité céphalique franchit le détroit supérieur (abdominal), et est poussée dans l'excavation du bassin jusqu'au dessus du détroit inférieur (périnéal) , l'occiput à droite et le front à gauche , c'est-à-dire en opposition de diamètre avec ce détroit.

L'extrémité céphalique , pour se mettre en rapport avec le détroit périnéal , décrit un nouveau quart de la circonférence du bassin ; ce quart de cercle est décrit du côté droit du bassin au pubis ; l'occiput se porte sous l'arcade pubienne et la face vers le périné. L'extrémité céphalique s'engage , par sa région faciale , dans le vagin , à travers le détroit périnéal ; enfin , cette région sort la première de la vulve , la tête est expulsée et l'enfant est sorti.

CAPITRE VIII.

DES PHÉNOMÈNES QUI PRÉCÈDENT ET ACCOMPAGNENT L'ACCOUCHEMENT NATUREL.

L'accouchement naturel se prépare à chaque instant et d'une manière sensible, surtout pendant le dernier mois de la gestation.

L'utérus, par son action, aidé de celle des muscles abdominaux et thoraciques, fait entrer dans l'excavation du bassin, une partie des produits de la conception, en s'y engageant lui-même ; alors le col de l'utérus (*orifice vaginal*) s'amincit et se dilate graduellement, et la portion de la membrane externe ou chorion (*utérine*) qui y est adhérente, se dénude par la rupture des vaisseaux qui la fixent à son pourtour.

A mesure que les produits de la conception avancent dans l'excavation du bassin, surtout dès que l'une des extrémités du tronc du fœtus s'y engage, et pendant qu'elle y séjourne, la femme éprouve les phénomènes suivans :

1°. Son ventre baisse et devient souvent plus proéminent d'un côté.

2°. Un malaise se fait sentir aux régions lombo-sacrée, ombilico-hypogastrique, et pubio-inguinales.

3°. Des épreintes ou ténesmes, et des envies plus ou moins fréquentes d'uriner, ont lieu.

4°. La locomotion et une situation fixe deviennent plus difficiles.

5°. Un écoulement glaireux-muqueux sort du col de l'utérus (*orifice vaginal*), de la membrane externe ou chorion (*utérine*) dénudée, et du vagin par la vulve.

Tous ces phénomènes qui caractérisent le commencement du travail de l'accouchement, n'augmentent pas subitement et tout-à-coup, comme quelques accoucheurs l'ont écrit.

Les causes qui font augmenter ces phénomènes et changer les malaises en douleurs, sont : 1°. le terme arrivé de la gestation ; 2°. le plus haut degré de dilatation de l'utérus ; 3°. l'oblitération des vaisseaux qui unissent la membrane chorion (*utérine*), et le placenta à l'utérus ; 4°. les contractions de l'utérus, qui pousse de plus en plus dans l'excavation du bassin, et à travers l'orifice vaginal, la portion des produits de la conception déjà engagée.

Les causes qui rendent les douleurs plus aigues et les contractions plus fortes , sont , surtout lors du premier accouchement :

1°. La résistance de l'orifice vaginal de l'utérus ; 2°. celle du vagin et de la vulve ; 3°. le volume des extrémités du tronc du fœtus, qui comprime plus ou moins fortement les parties molles contenues dans l'excavation du bassin.

A mesure que le travail de l'accouchement augmente , toutes les parties du corps , en commençant du centre à la circonférence, joignent, pour vaincre toutes ces difficultés, leurs communs efforts à ceux de l'utérus ; et la nature, pour favoriser ces efforts , a donné aux os qui composent les corps contenant et contenus , une sorte de mobilité qui permet aux uns de passer l'un sur l'autre , et aux autres de se prêter à cette action ; mais quand la nature ne peut se suffire à elle-même, l'art s'unit à elle pour terminer l'accouchement.

Les contractions de l'utérus sont annoncées par une horripilation , quelquefois même par un tremblement qui part de l'utérus pour se propager vers toutes les parties du corps.

Ces phénomènes vont toujours en augmentant, jusqu'à l'entière expulsion du fœtus, et sont toujours séparés par une rémittence plus ou moins longue.

Pendant chaque contraction de l'utérus et de celle des autres parties du corps, les produits de la conception sont poussés et passent de l'utérus à travers son orifice vaginal dans le vagin, et de celui-ci à travers le détroit périnéal et la vulve.

Plus les contractions de l'utérus sont fortes et soutenues, plus les produits de la conception avancent dans l'excavation du bassin, et plus l'orifice vaginal se dilate ; aussi les vaisseaux qui unissent la membrane utérine à son pourtour, continuent-ils de se rompre, et de leurs bouches s'écoule une humeur glaireuse, muqueuse et sanguinolente, qui lubréfie la voie que doit suivre le fœtus.

Voici l'ordre dans lequel s'avancent, de l'utérus dans le vagin, les produits de la conception, 1°. la portion de la membrane externe ou chorion (*utérine*) qui répond au col de l'utérus (*orifice vaginal*); 2°. celle de l'amnios, ou membrane interne du fœtus (*fœtale*), qui lui est adhérente ; 3°. une partie des eaux de l'amnios (*liqueur fœtale*);

4°. l'une des extrémités du tronc du fœtus, ou les membres qui y sont fixés.

Pendant chaque contraction de l'utérus, les membranes et les eaux de l'amnios (*liqueur fœtale*) sont poussés à travers le col de l'utérus (*orifice vaginal*). Ces membranes et la liqueur, ainsi poussées, simulent une es-pèce de vessie dont la forme et le volume changent jusqu'à la rupture des membranes.

Cette espèce de vessie est tendue pendant chaque contraction de l'utérus, et relâchée lors de la rémittence. Par ces effets alterna-tifs et par la lubréfaction, le col de l'utérus (*orifice vaginal*) et le vagin sont dilatés doucement et mollement.

La rupture des membranes n'arrive que lorsque les fibres qui les composent sont parvenus à leur plus haut degré d'extension, et pendant une forte contraction de l'utérus. Cette rupture peut avoir lieu accidentelle-ment par des attouchemens faits sans dis-cernement et par des chûtes ou des coups.

C'est à raison du lieu de cette rupture, que la liqueur fœtale s'écoule, par flots, lorsque la déchirure a lieu dans le centre de cette espèce de vessie; ou goutte à goutte, lorsqu'elle a lieu dans sa circonférence et près l'orifice vaginal de l'utérus, et continue de lubréfier le vagin et la vulve.

La dilatation de l'orifice de l'utérus est opérée par deux moyens et en deux tems différens ; pendant le commencement du travail, la dilatation s'opère à l'aide des membranes et de la liqueur fœtale poussée pendant chaque douleur ou contraction de l'utérus, de sa cavité à travers son orifice dans le vagin ; lorsque la dilatation de l'orifice vaginal de l'utérus est à-peu-près parvenue à trois pouces de diamètre, les membranes se rompent, et la liqueur fœtale s'écoule ; c'est alors que la dilatation de l'orifice s'opère par ce second moyen, c'est-à-dire par la tête ou par l'extrémité pelvienne du tronc du fœtus.

L'extrémité qui se trouve alors au-dessus de l'orifice vaginal de l'utérus dilaté et des membranes rompues, suit immédiatement l'écoulement des eaux de l'amnios (*liqueur fœtale*), s'avance et s'engage à travers l'orifice vaginal de l'utérus dans le vagin ; et après plusieurs contractions, l'extrémité présente franchit le détroit inférieur (*périnéal*) et la vulve, (selon le genre et l'espèce indiqués chap. VIII, 1re. classe). Si c'est la tête, l'extrémité du thorax la suit : vient ensuite le reste du corps. Le fœtus est expulsé , mais il tient encore à sa mère par ses annexes : il faut l'en séparer.

CHAPITRE IX.

DE L'OMPHALOTOMIE, OU DE LA SECTION DU CORDON OMBILICAL ET DE SA LIGATURE.

Lorsque l'enfant est né , on le couche sur l'un des côtés, le dos tourné vers sa mère , afin d'éviter que les liqueurs qui s'écoulent par le vagin, n'entrent dans sa bouche , et ne s'opposent à la première respiration.

L'air entre dans ses poumons, les muscles du thorax entrent en contraction , l'enfant respire , et son mode de circulation change; déjà il jouit d'une nouvelle vie (de la vie animale); il en donne des preuves par ses vagissemens ou par ses cris. C'est alors que l'on peut, sans danger, le séparer de ses annexes ; dans le cas contraire, on s'abstiendra de couper le cordon, hors le cas d'asphixie , d'apoplexie , etc. , à moins que le placenta ne soit dégraffé de l'utérus , et on s'occupera des moyens de ranimer l'enfant (*Voy. la II*e*. Parti··.*). On fait une ligature d'attente à environ trois travers de doigt du ventre, avec un ruban de fil, de six à sept pouces de longueur, sur un ou deux de largeur, modérément serrée.

On fait une deuxième ligature à trois pouces de distance de la première, du côté du placenta, et on fait la section du cordon entre les deux ligatures, avec des ciseaux arrondis qui soient propres et non rouillés.

Nous ne conseillons cette seconde ligature que pour empêcher la sortie du sang du placenta par l'extrémité coupée du cordon, et pour conserver son volume. Nous avons observé que cette pratique favorise l'expulsion du placenta, sur lequel l'utérus a plus de prise, parce qu'il offre une plus grande surface lorsqu'il se contracte pour en opérer l'expulsion. Dans le cas d'hadérence, elle favorise la rupture des vaisseaux placento-utérins, et par conséquent hâte le moment de la délivrance.

Si on n'a pas besoin de laisser couler du sang, on serre la ligature seulement pour empêcher le sang de couler, et on fixe la ligature par un double nœud.

On transporte l'enfant sur les genoux de la garde ou sur un oreiller, en le prenant de la manière suivante : on place l'index d'une main entre les jambes de l'enfant, au-dessus des malléoles ; du pouce et du médius de la même main, on entoure la partie externe des jambes, on les fixe en les serrant légèrement ; de l'autre main, posée à plat, on prend l'enfant par la partie supérieure et postérieure du thorax, de manière à fixer la région cervicale et la tête. Enfin, l'enfant mis sur les genoux de la garde ou sur un oreiller, ou sur un lit, on revient de suite auprès de l'accouchée, pour présider et aider à la délivrance.

CHAPITRE X.

DE LA DÉLIVRANCE, DE SES SIGNES, ET DE LA MANIÈRE DE L'AIDER.

La délivrance est l'expulsion ou l'extra-expulsion de l'arrière faix ou secondines de l'utérus.

Plusieurs docteurs ont regardé cette dernière expulsion des produits de la conception, comme la plus importante de l'accouchement, à moins qu'il ne survienne des causes qui seront exposées dans la deuxième partie.

Il ne convient point de tenter la délivrance, avant que la nature ne se soit mise en devoir de l'opérer. Il faut abandonner le dégraffement du placenta de l'utérus, et son expulsion à l'action de cet organe, sans quoi on exposerait la femme à des douleurs plus ou moins vives, au déchirement partiel du placenta, à la rupture du cordon, à la perte ou hémorrhagie, au renversement et à la chute de l'utérus.

Les signes qui indiquent que la nature va opérer la délivrance, sont :

Après une rémittence plus ou moins longue qui a lieu entre l'expulsion du fœtus et de ses produits, pendant laquelle la femme a goûté une sorte de repos. Ce repos cesse tout-à-coup par les contractions de l'utérus et de celles des muscles abdominaux et thoraciques ; ils produisent la dureté de l'utérus, cette dureté se distingue à la main qui explore la région sus-pubienne ou hipogastrique.

Ces constractions déterminent des douleurs aux régions hipogastriques, pubio-inguinales et lombo-sacrées, etc., et un écoulement sanguin a lieu de l'utérus par le vagin et la vulve , provenant de la rupture des vaisseaux placento-utérins.

Quoique la délivrance puisse s'opérer naturellement , on peut l'aider , en saisissant le cordon ombilical avec deux ou trois doigts d'une main , autour desquels on l'entortille plusieurs fois , ou en le saisissant avec un linge sec , pour éviter qu'il ne glisse. On porte l'index et le medius de l'autre main dans la vulve, en suivant le cordon ; arrivé sous l'arcade pubienne , ces doigts interposés entre le pubis et le cordon , on appuie dessus en le dirigeant vers le périnée ; par ce moyen on forme une espèce de poulie de renvoi ou un levier du troisième genre qui favorise le dégraffement et la sortie du placenta , en le dirigeant de son point d'attache vers l'orifice de l'utérus , à travers lequel il entre dans le vagin ; on le saisit avec la main qui y est déjà introduite.

Il ne suffit plus que de faire quelques nouvelles tractions avec la main qui tient le cordon ; on soutient et dirige le placenta vers le pubis , lorsqu'il franchit la vulve , afin d'éviter la douleur qu'il pourrait causer, par sa pesanteur , sur le périnée , presque toujours déchiré par la sortie du fœtus. Il faut avoir l'attention de rouler le placenta sur lui-même, lorsqu'il sort de la vulve, pour éviter le déchirement des membranes. Après la délivrance , il se fait un écoulement de sang et autres liqueurs de l'utérus , par le vagin et la vulve , à mesure que cet organe se contracte ; cet écoulement diminue peu à peu ; en général la quantité est relative à l'âge , au tempérament et à l'état plus ou moins sain de l'accouchée; on donne le nom de lochie à cet écoulement.

CHAPITRE XI.

DES SOINS QU'IL FAUT DONNER A LA FEMME APRÈS LA DÉLIVRANCE.

Aussitôt que la femme est délivrée , l'accoucheur doit porter sa main sur la région sus-pubienne ou hypogastrique , pour examiner si l'utérus se contracte ; s'il revient sur lui-même , alors il prend une forme arrondie et se durcit.

Quand l'utérus ne se contracte pas, on ne sent point cette tumeur arrondie que forme l'utérus en palpant l'hypogastre ou la région sus-pubienne, mais bien un corps flasque ; c'est ici le cas de faire des frictions sur cette région, pour provoquer les contractions de l'utérus, afin de prévenir la perte, suite de l'inertie de ce viscère, et empêcher la formation des caillots.

Si l'on ne sent pas l'utérus contracté, ni flasque et grand, mais bien un espèce de vide dans la région hypogastrique, on portera les doigts dans le vagin, pour s'assurer si l'utérus n'a pas été entraîné dans la délivrance.

On laissera la femme sur son lit de travail, couchée horisontalement, jusqu'à ce que l'utérus ce soit dégorgé du sang qu'il contient.

Puis on habille la femme de la manière suivante : on lui couvre la tête plus ou moins, selon la saison et l'habitude. On lui passe une chemise propre, sèche, fendue en devant, on la fait chauffer si la saison l'exige. On met un mouchoir de mousseline sur le cou et les épaules ; on lui passe une camisole plus ou moins chaude, suivant la température de l'air.

On lui pose une serviette sur le bas ventre, ployée en triangle, de manière que la base regarde le nombril , et une seconde ployée suivant sa longueur , qui fait le tour du corps, modérément serrée ; on lave les parties sexuelles et le haut des cuisses , etc. , avec de l'eau et du vin ; on les essuye ensuite avec un linge bien sec , puis on pose mollement un chauffoir sur la vulve , et l'on porte la femme dans son lit, garni de draps et de lisières pour changer à volonté. Si elle se sent faible, on peut lui donner un bouillon ; dans tous les cas, on la laissera reposer, et on écartera tous les importuns qui ne manquent pas de venir féliciter l'accouchée.

CHAPITRE XII.

DES SOINS QU'IL FAUT DONNER à L'ENFANT, ET DE LA MANIÈRE DE L'EMMAILLOTER.

Il faut commencer par faire la visite du corps de l'enfant , à l'effet de savoir s'il n'y a ni fracture , ni luxation , ni contusions , s'il n'y a pas oclusion des ouvertures essentielles à la vie ; savoir , de la bouche , de l'anus , de la vulve, de la verge, etc. , auquel cas il faudrait opérer de suite.

L'oclusion des paupières , du conduit auditif, les parties surnuméraires, etc., exigent aussi des opérations, mais elles peuvent être renvoyées à un autre tems.

Il faut, après cet examen, laver l'enfant, lui enlever l'enduit gras qui se trouve plus ou moins abondant sur la périférie de son corps, notamment à la tête au cou, aux aines, aux aisselles, etc., etc.

On employera, pour cet effet, une petite éponge douce, ou un petit morceau de linge fin, trempé dans de l'eau tiède, dans laquelle on met un peu de vin ; à défaut de cette liqueur, on peut se servir d'une légère eau de savon. On enlève légèrement cette crasse de l'enfant, observant de ne pas trop irriter l'épiderme, afin d'éviter la jaunisse.

Après que le corps de l'enfant aura été lavé et séché, on le coëffe avec un béguin et un bonnet.

On lui couvre le cou avec un simple petit fichu ou mouchoir plié en triangle.

L'on couvre la poitrine et les bras d'une chemise et d'une camisole ou brassière, croisée derrière le dos et attachée avec des rubans.

Il faut appliquer le cordon ombilical,

renversé sur une compresse fendue pour le recevoir, une seconde par dessus, assujétir le tout par plusieurs tours de bande fixés par un point d'aiguille ou avec de petits rubans.

On doit observer tous les jours ce bandage contentif, jusqu'à la chûte du cordon, qui se fait ordinairement du cinquième au septième jour.

Il faut, après sa chûte, continuer ce bandage, pour donner le tems à l'anneau ombilical de se refermer, et prévenir, par ce moyen, la hernie, connue sous le nom d'*exomphale*, maladie très-fréquente chez les enfans qui ont crié long-tems.

On enveloppera ensuite tout le corps de l'enfant, depuis les aisselles jusqu'aux pieds, avec une couche de toile et un lange de futaine, relevé devant les jambes, et fixé par des rubans de fil au lieu d'épingles.

On met ensuite l'enfant sur un lit, et on le couche sur le côté, pour favoriser la sortie des glaires.

CHAPITRE XIII.

RÉGIME DE L'ACCOUCHÉE, NOURRISSANT SON ENFANT.

Aussitôt que la femme est changée de linge, et mise dans un lit propre et sec, qui ne soit ni trop mollet, ni trop dur, on lui donnera un bouillon ; si elle est assoupie, quoiqu'en dise *Lamotte*, elle pourra sommeiller, à moins qu'on ne voie les symptômes d'une hémorrhagie. Quand l'utérus est contracté ou revenu sur lui-même, on n'a point à redouter cet accident.

On la mettra à l'usage d'une infusion de fleur de tilleul ou d'oranger, édulcorée avec le sirop de capillaire, etc., prise froide ou légèrement dégourdie, selon la saison, à la dose d'environ une pinte chaque jour ; on la couvrira selon la saison, elle doit habiter un appartement sain, loin de tout miasme, des odeurs fortes, et du grand bruit ; pendant les premiers jours on lui permettra peu d'alimens et bien choisis.

Mais comme elle nourrit son enfant, le lendemain de son accouchement, on lui donnera un peu de poulet ou autre chose de léger à ses repas , après la petite soupe. La fièvre dite de *lait* , qui survient du troisième jour au quatrième de l'accouchement, sera nulle pour elle , ou de peu de durée , c'est pourquoi le régime sera moins sévère.

On la changera de linge quand le sien sera gâté, soit par l'écoulement lochial , soit par la sueur, en prenant la précaution de lui en donner qui soit bien sec et un peu chaud , suivant l'état de la température.

Il faut avoir l'attention qu'elle se lave trois fois chaque jour en été, et au moins deux fois en hiver , toujours avec les précautions requises. Elle gardera le lit durant les huit ou neuf premiers jours de son accouchement ; elle évitera le froid, surtout aux mammelles.

Il faut lui donner tous les jours de la couche , des lavemens émollients non purgatifs ; il faut même suivre pareil régime quelque temps après , si les évacuations alvines ne se font pas aisément, excepté le jour de la *fièvre* dite *de lait.*

Elle ne fera toucher à sa chevelure qu'après les huit à dix premiers jours de l'accouchement.

Après ce terme, elle se lèvera et se promènera dans son appartement, avec les précautions nécessaires pour éviter les transitions subites du froid au chaud. Elle mangera sobrement à ses repas ; elle ne boira que de l'eau coupée avec du vin.

Elle choisira pour sa première sortie, un jour de beau tems, et sera bien couverte.

CHAPITRE XIV.

RÉGIME DE L'ENFANT NOURRI PAR SA MÈRE.

Quatre ou six heures après l'accouchement, on présentera l'enfant au sein de sa mère, pour y puiser sa première nourriture ; c'est la seule qui lui convienne ; car ce premier lait très-séreux, que l'on nomme *colostrum*, lui convient mieux que toutes les petites boulettes de beurre, que l'eau sucrée, le sirop de chicorée, etc., que l'on a la mauvaise habitude de lui donner, dans l'intention de lui faire rendre son méconium. On le garantira alors des tranchées que cause un sirop purgatif. Il y aurait de la déraison à rendre tributaire de la pharmacie un enfant qui vient de naître.

On le couchera sur l'un des côtés, dans un lit sec, sur des langes de toile ; le lieu sera sain et éloigné du bruit ; le visage sera tourné à l'opposite du jour.

Toutes les fois qu'il sera mouillé ou sali par ses excrémens, on le changera de linge : ce linge sera propre, sec et chaud ; et si, par ses cris, il annonce le besoin de tetter, la mère lui présentera le sein, ce qu'elle doit, pour les premiers tems, réitérer six à huit fois chaque jour, c'est-à-dire quand elle s'apercevra que ses mammelles seront gorgées de lait.

On aura soin de laver l'enfant de tems en tems avec de l'eau tiède animée d'un peu de vin.

La mère se conduira ainsi pendant les quatre ou six premiers mois ; elle ne donnera à l'enfant, pour toute nourriture, que son lait, s'il ne survient pas d'accidens qui nécessitent d'en user autrement.

Après ce terme elle pourra lui donner un peu de bouillon gras, quelques cuillerées de panade sucrée ou de la crême de pain, etc. Si on lui donne de la bouillie, il faut qu'elle soit faite avec de la farine de froment pur ou de la fécule de pomme de terre, etc. Ces deux genres de farines doivent être séchées au four.

Ce n'est qu'après un an ou quinze mois de lactation , qu'on sévrera l'enfant, avec les précautions usitées en pareille occasion.

CHPITRE XV.

CHOIX DE LA NOURRIGE. SEVRAGE.

Si la mère ne peut pas allaiter, il faut choisir une nourrice de vingt à trente ans. Il faut qu'elle ait élevé un ou deux enfans;

Il faut qu'elle soit *saine de cœur et de corps ;* (1) qu'elle habite un endroit sain, qu'elle soit d'un bon tempérament ; qu'elle soit gaie, non colère, qu'elle ait un médiocre embonpoint; que l'époque de ses couches corresponde avec l'âge du nourrisson ; qu'elle n'exhale aucune mauvaise odeur , ni par la transpiration, ni par le nez, ni par la bouche, etc.; que ses dents soient belles et les gencives serrées et vermeilles ; que ses mammelles soient de médiocre grosseur, turgescentes de lait, parsemées de veines bleuâtres;

____

(1) J.-J. Rousseau.

que les mamelons soient petits et saillans ; que l'aréole qui les entoure soit parsemé de petits tubercules monticuleux ; que le lait soit rayé avec facilité. Il faut que l'on n'observe sur le corps de la nourrice aucune cicatrice, aucun vestige de l'existance ancienne ou récente d'un virus, soit de l'écrouelleux, soit du vénérien, soit du dartreux. Elle ne sera point sujette aux fleurs blanches, aux maladies nerveuses, périodiques, à la phthisie : sa moralité sera à toute épreuve.

Le lait n'est très-bon, que lorsqu'il est d'un beau blanc, sucré et abondant ; la meilleure preuve de sa bonté est lorsqu'il profite à l'enfant ; il ne doit être ni trop épais ni trop fluide.

Pour conserver au lait toutes ses propriétés, il faut conserver la santé de la nourrice. Elle ne prendra que de bons alimens et avec sobriété ; elle ne boira pas de vin pur ; elle fera de l'exercice, mais elle évitera la trop grande fatigue ; elle ne doit dormir ni trop ni trop peu ; elle doit éviter tous sujets de tristesse ; elle peut co-habiter avec son mari, mais avec modération et précaution.

On changera de nourrice si elle est réglée, si elle devient grosse, si elle est attaquée de maladie aigue , si l'enfant dépérit. La manière de nourrir l'enfant est celle que nous avons prescrit à la mère.

Si l'on est forcé de nourrir l'enfant artificiellement, on lui donnera de préférence une chèvre , s'il est issu de parens scrophuleux , ou disposé à cette maladie. Dans le cas contraire, on lui donnera du lait de vache, coupé avec de l'eau d'orge , sucré et aromatisé selon son âge. Il faut faire bouillir le lait pour empêcher qu'il n'aigrisse ; on le renfermera dans une petite bouteille à col étroit, garni d'une éponge entourée de linge fin ; on entretiendra cette liqueur au degré de chaleur du lait de la mère , et on présentera la petite bouteille à l'enfant comme si c'était le mamelon : on augmentera peu à peu la qualité et la quantité de sa nourriture , soit par des bouillons gras , soit par des panades, soit par des crêmes.

Quand l'enfant aura été ainsi nourri jusqu'à l'âge d'un an , plus ou moins, en raison de sa force, et que ses vingt premières dents seront sorties, on le préparera insensiblement au sevrage , qui n'est autre chose que la privation absolue de lactation (*naturelle* ou *artificielle*).

Le sevrage ne demande pas d'article à part ; il ne convient plus de donner à l'enfant que des alimens sains et de facile digestion, et de lui faire observer exactement les autres règles de l'hygiène.

CHAPITRE XVI.

ATTOUCHEMENT OU TOUCHER.

Attouchement ou *Toucher.* Introduction d'un ou de plusieurs doigts dans le vagin, pour reconnaître la disposition du cou et de l'orifice de l'utérus, etc.

Précautions avant cette opération. Il faut rogner ses ongles, enduire le doigt ou les doigts explorateurs d'un corps gras ou mucilagineux.

La situation que l'on donne à la femme doit varier selon l'occurrence ; on la fait coucher sur le dos, les fesses élevées, les cuisses et les genoux écartés et rapprochés du ventre, et les talons près des fesses.

L'index (auquel on ajoute quelquefois le médius) sera graissé et introduit dans le vagin suivant la courbure du sacrum. On cherchera au fond du vagin le cou de l'utérus, pour connaître sa situation, sa direction, s'il est plus long ou plus court, plus bas ou plus élevé, plus dur ou plus mou que dans l'état naturel, etc.

Du cou, on portera le doigt sur le globe utérin ; par ce mouvement, on distinguera la longueur et l'épaisseur des lèvres de son orifice, si l'ouverture de cet orifice, de transversale qu'elle est ordinairement, s'arrondit.

Souvent on est obligé d'appliquer la face palmaire de l'autre main sur la région sus-pubienne ; c'est avec cette main qu'on presse l'utérus qui y correspond, tandis que du doigt introduit dans le vagin, on appuie sur le bas-fond de cet organe ; et par une action alterne, on imprime à l'utérus un mouvement qui se communique du doigt introduit à la main apposée sur la région sus-pubienne : *vise versâ*. Si ce moyen révèle l'ondulation de la liqueur fœtale et les mouvemens du fœtus, on affirme la grossesse ; dans le cas contraire, point de grossesse, ou elle est peu avancée.

L'absence de ces phénomènes, et l'utérus proéminant au dessus du pubis, indiquent que l'utérus contient quelques corps étrangers ou affections morbiques.

Attouchement pendant la grossesse.
Voici , suivant les différentes périodes de la grossesse, les signes qui manifestent ces périodes :

Pendant la première période, le cou de l'utérus est près de la vulve ; son orifice est plus ou moins fermé , selon que la femme a eu plus ou moins d'enfans. A la fin de cette période, le fond de l'utérus est accessible à la région sus-pubienne ; c'est environ à cette époque que la femme et les doigts de l'accoucheur sentent les mouvemens de l'enfant.

Pendant la deuxième période, l'utérus s'élève du bassin dans l'abdomen , de sorte qu'à la fin de cette période son fond répond à-peu-près vers le nombril. A mesure que l'utérus s'élève, son cou s'éloigne de la vulve, et devient moins accessible au toucher ; c'est alors qu'il change de direction, suivant l'inclinaison de ce viscère.

Pendant la troisième période, l'utérus, en refoulant de plus en plus les viscères, monte jusqu'à quatre ou cinq travers de doigt au-dessus du nombril. En touchant à cette époque, on a souvent de la difficulté à atteindre le cou qui , de jour en jour, devient plus élevé et plus court.

C'est à la fin de cette dernière période, qu'ordinairement l'utérus et le fœtus redescendent dans l'excavation du bassin; alors le ventre baisse; selon la position du fœtus, l'utérus est oblique à droite, à gauche ou en devant. Si l'obliquité est à droite, le fœtus se présente dans la première position; s'il est à gauche, dans la deuxième position; s'il est en devant, sa position devient incertaine, alors on s'en assure par l'attouchement.

En touchant, on trouve le cou presque effacé, l'orifice mou, et commençant à se dilater; enfin arrive l'invasion du travail, qui ordinairement est annoncé par des douleurs que l'on distingue en expulsives et en non expulsives.

Deventer est le premier qui a donné le moyen de les distinguer :

« Si ce sont de véritables douleurs (expul-
» sives), on sentira, en touchant, l'orifice
» de la matrice se dilater et s'ouvrir, et après
» la douleur, il sera plus ouvert qu'aupara-
» vant; le contraire arrivera, si ce sont des
» fausses douleurs (non expulsives); plus elles
» seront fortes, plus l'orifice se resserrera. »

Les progrès et la fin du travail sont reconnus par le toucher. Le développement et la rupture de l'espèce de vessie formée par les membranes et la liqueur fœtale, le seront également. On observera que, pendant la douleur, cette espèce de vessie se durcit, et devient flasque durant la remittence.

Les diverses parties que présente le fœtus à l'orifice, sont distinguées par leur caractère : par exemple, si c'est la tête, on la reconnaîtra, par sa forme arrondie, aux sutures, aux fontanelles : 1°. fronto-pariétale, dont la forme est lozangulaire : 2°. occipito-pariétale, qui est de forme triangulaire. C'est toujours cette dernière qui se présente et qui sort la première, quand le fœtus vient par la tête ; c'est donc à cette position qu'il faut ramener toutes les positions vicieuses de la tête.

Lorsque l'une des extrémités du tronc du fœtus s'engage à travers le détroit périnéal pour le franchir, l'utérus prend une situation directe avec les détroits et les ouvertures des parties moles. Pendant que l'une ou l'autre extrémité s'engage, souvent l'orifice de l'utérus et le vagin sont poussés hors de la vulve. (1) Pour éviter cet accident, l'accou-

----

(1) Dans une année, on a délivré 3000 pessaires à l'Hôtel-Dieu de Paris.

cheur soutiendra, pendant chaque douleur, l'utérus et le vagin relevés avec la pulpe des doigts, et les fera glisser sur la partie que présente le fœtus, et au fur et à mesure qu'elles se présentent.

La tête, franchissant le détroit inférieur et la vulve, l'occiput glisse, en se contournant sous l'arcade pubienne jusqu'à la nuque. A cette époque, la tête qui rentrait dans le bassin, après chaque douleur, n'y rentre plus ; l'occiput monte devant le pubis, et le front pousse et distend fortement le périnée et l'anus. Pour éviter la déchirure du périnée, on le soutient avec la face palmaire d'une main, en faisant glisser le contour de la vulve sur la tête : on dirige celle-ci vers le pubis, jusqu'à ce que le front ait franchi la vulve. Quoique la tête soit sortie, il ne faut pas abandonner cette précaution pendant la sortie des épaules, comme le font ceux qui s'empressent de saisir la tête en la tirant de toutes leurs forces ; il faut, au contraire, attendre que les épaules se placent l'une au pubis et l'autre au sacrum ; il faut, pendant l'expulsion des épaules, les diriger vers le pubis, en soutenant le périnée.

CHAPITRE XVII.

PRINCIPES SUR DIVERS SUJETS RELATIFS A LA GROSSESSE ET A L'ACCOUCHEMENT.

La grossesse, comme fonction naturelle, n'exige d'autre régime que celui que l'hygiène prescrit pour les autres tems de la vie ; il est relatif à l'air, aux alimens solides et liquides , au repos, à l'exercice, au sommeil et aux veilles, à l'habillement, aux effets moraux , et aux changemens qu'amène la grossesse.

Les femmes grosses ont ordinairement des goûts dépravés ; faut-il les satisfaire ? Oui.

Manningham enseigne qu'il faut mieux laisser manger des alimens mal sains, que de forcer à en prendre d'autres.

Tulpius rapporte dans ses Observations, qu'une femme mangea , durant sa grossesse, 1440 harengs , sans qu'il en résultât pour elle et son fœtus aucun accident.

Les femmes de la campagne , que rien n'empêche de satisfaire leurs goûts dépravés par la grossesse , ont presque toujours d'heureuses couches et avortent rarement.

Habillement : Le vêtement entier doit être ample, afin de ne point gêner les solides, par conséquent le cours des liquides.

La femme doit respirer un air pur, les alimens doivent être bons et de facile digestion ; il faut de l'exercice sans fatigue ; ne point porter ni lever de fardeaux plus ou moins pesans ; le repos doit être modéré sans trop prolonger le sommeil et les veilles.

Effets moraux : Les personnes qui entourrent une femme grosse, doivent éviter de frapper son imagination d'événemens heureux ou malheureux, la joie et la tristesse produisent les mêmes effets sur la femme enceinte.

CHAPITRE XVIII.

DE L'USAGE DES MOYENS MÉDÉCINAUX PENDANT LA GROSSESSE.

La *grossesse* n'étant point une *maladie*, n'exige aucune espèce de médicamens. Les maladies qui arrivent pendant cette fonction doivent être traitées selon leurs causes, l'âge, le tempérament, les habitudes et les climats. Dans les cas de maladie, on sera scrupuleux sur le choix et la dose des médicamens.

Saignées : une pratique accréditée par la routine et les préjugés , est la saignée pendant la grossesse ; les cas qui l'exigent sont rares.

Hippocrate (1) a dit : « la saignée fait » avorter la femme enceinte, si le fœtus est » déjà grand. » Cet axiôme s'applique à toutes les périodes de la grossesse , et non aux femmes pléthoriques.

De Haen , Van-Swieten et Lobb observent que pendant la grossesse les femmes ont rarement trop de sang. Ces savans portent à cinq ou huit onces le sang qu'une femme rend pendant chaque menstruation. Supposons , ce qui n'est pas toujours vrai , que la femme perde huit onces de sang : il y a à-peu-près dix menstruations pendant les neuf mois de grossesse ; la somme totale se monte donc à cinq livres. Nous avons dit que le fœtus pesait de quatre livres et demie à huit livres ; les annexes pèsent ensemble à-peu-près trois livres ; les diges-

____

(1) Aph. 31. Sect. 5.

tions sont plus ou moins bonnes à raison des dégoûts et des goûts dépravés , ce qui empêche de faire beaucoup de chyle et de sang ; aussi la femme maigrit-elle pendant la grossesse : la saignée est donc un abus.

Les saignées faites sans discernement causent souvent les avortemens et les maladies qui suivent les couches.

Ne saignez jamais que dans des cas urgens et d'après l'avis d'un grand médecin. Usez de la même circonspection , lorsqu'il s'agira de purgatif , d'émétique et autres médicamens.

Pendant le dernier mois de la gestation , la femme se préparera à l'accouchement, par l'exercice modéré , l'usage des lavemens et celui des bains tièdes , afin de disposer les parties molles et dures à se prêter au passage du fœtus.

CHAPITRE XIX.

DE L'ACCOUCHEUR PRÈS LA FEMME EN TRAVAIL.

L'accoucheur , s'étant assuré de l'existence du travail, par les phénomènes qui précèdent et accompagnent l'accouchement naturel (1),

-----

(1) V. Chap. VIII.

doit disposer ou faire préparer tout ce dont il prévoit avoir besoin pour l'accouchement.

Appareil. 1°. Une seringue pour administrer des lavemens et injections, s'il en est besoin.

2°. Du mucilage de graine de lin ou du beurre, pour oindre les doigts, soit pour pratiquer l'attouchement, soit pour aider à l'accouchement.

3°. Il doit faire préparer le lit de travail, qui est différent, suivant les pays ; celui adopté généralement en France nous paraît le plus commode : il ne faut qu'un instant et une personne pour le dresser.

On met sur un lit de sangle ou autre, un ou deux matelats, l'un plié de manière qu'il ne vienne qu'à la moitié du corps ; il faut qu'il soit oblique de la tête aux pieds.

On place des oreillers ou une chaise renversée entre le lit de sangle et le premier matelat. L'endroit où doivent reposer les reins et le siège de la femme, sera garni d'une toile cirée et de draps pliés en plusieurs doubles, pour ne pas tacher les matelats.

On fixera une barre au pied du lit, sur laquelle s'arc-bouteront les pieds de la femme.

4°. Deux aides, l'un à droite et l'autre à gauche, lui serviront de point d'appui pendant chaque douleur, et soutiendront ses genoux.

5°. Il faut toujours avoir de l'eau tiède, soit pour des fumigations et des lavemens, soit pour laver la femme et l'enfant après la délivrance.

6°. Il faut avoir une paire de ciseaux arrondis pour la section du cordon, et un ruban de fil de sept à huit pouces de long sur deux lignes de large ; on peut faire cette ligature avec du fil de chanvre plié en quatre ou six doubles, et ciré.

7°. Des linges mollets, pour envelopper le cordon, afin de l'empêcher de glisser pendant la délivrance.

8°. Les vêtemens et les ligatures ne gêneront point la femme en travail.

9°. La température de la chambre sera augmentée ou diminuée, selon la saison.

10°. S'il y avait dans la chambre des personnes qui déplussent à la femme, il faudrait les inviter à se retirer, et en user de même avec les individus tristes ou qui ne savent pas observer le silence.

Je répéterai sans cesse que le médecin,
le chirurgien, et sur-tout le chirurgien-
accoucheur, avant d'exercer leur art, doivent être bons anatomistes : sans la connaissance parfaite du corps humain et du mécanisme de ses fonctions, ni les uns, ni les
autres ne peuvent opérer avec sûreté ; ce
n'est point d'après des ouvrages qui sont,
ou contradictoires, ou copiés les uns sur
les autres ; ce n'est point, d'après la routine,
souvent funeste aux progrès de l'art, que
j'ai composé cet opuscule : il est le fruit de
l'expérience ; l'anatomie et de mures observations sur l'art des accouchemens, ont
été mes seuls guides.

J'ai cependant toujours été persuadé que
pour instruire ceux qui veulent embrasser
une profession qui intéresse l'humanité, il
ne fallait pas que des livres : on ne frappe
jamais mieux l'esprit dans une démonstration qu'en parlant aux yeux ; convaincu de
cette vérité, je composai, il y a plusieurs
années, un tableau représentant les divers
phénomènes de la grossesse et de l'accouchement.

Ce tableau porte environ cinq pieds de

haut sur quatre de large. Le sujet est une femme placée sur le lit de travail.

Le mécanisme du tableau s'exécute dans la cavité abdominale. Elle est remplie par huit planches d'égale grandeur, toujours en rapport avec la totalité du tableau, appliquées immédiatement les unes devant les autres, qui s'ouvrent et se ferment successivement, au gré du démonstrateur.

Ire. planche, offre les parties sexuelles, énumérées page 11 de cet essai.

IIe. planche. Une coupe de la symphise pubienne laisse apercevoir 1°. les parties génitales, énumérées p. 12; 2°. le moment où le pavillon de la trompe saisit l'ovaire et conduit l'œuf fécondé dans l'utérus; 3°. une coupe de l'utérus laisse voir l'œuf fécondé dans sa cavité, et à travers ses membranes on aperçoit les linéamens du germe.

C'est là où finit la conception et où commence la grossesse.

Les trois périodes de la grossesse sont exposées dans les trois planches suivantes.

IIIe. planche. Ire. période. Phénomènes locaux : p. 18. 1°. l'utérus développé, son fond proémine au-dessus du pubis, 2°. une coupe de cet organe laisse voir les produits de la conception parvenus à la fin de la première période. 3°. le refoulement des viscères abdominaux.

IVe. planche. 2e. période. Elle commence avec le quatrième mois et finit avec le sixième; 1°. phénomènes locaux : à la fin de cette période, l'utérus développé s'élève de la hauteur du pubis à celle de l'ombilic : pag. 21 ; 2°. une coupe de l'utérus nous démontre les produits de la conception parvenus à cette époque de la grossesse et la situation particulière du fœtus ; 3°. plus grand refoulement des viscères abdominaux.

V^e. planche. 3e. période. Elle commence avec le septième mois et finit avec le neuvième. 1°. Le fond de l'utérus se trouve situé entre les régions ombilicale et épigastrique ; 2°. une coupe de l'utérus nous fait voir les produits de la conception arrivés à neuf mois de gestation ; 3°. la situation verticale du fœtus ; sa tête commence à s'engager dans le détroit supérieur (abdom.) l'occiput dirigé vers l'un des côtés du bassin et la face vers l'autre. *Ould* est le premier qui ait observé cette situation relative du fœtus.

VIe. planche. Elle nous fait voir, 1°. la tête du fœtus en rapport de diamètres avec ceux du détroit supérieur (abd.) tels que dans l'accouchement par les pieds ; 2°. les muscles prélombo - trochantiniens et iliaco-trochantiniens , etc.

VIIe. planche. Elle présente la tête en rapport de diamètre avec ceux du détroit inférieur (périnéal), l'occiput relevant sous l'arcade pubienne : elle démontre aussi les reins et tout le système circulatoire du bas-ventre.

VIIIe. planche. Enfin cette dernière planche nous présente l'aspect naturel du ventre recouvert de ses tégumens ; la vulve s'ouvrant , et la tête franchissant le détroit inférieur (périnéal).

Ce Tableau sera sous peu gravé et publié avec des notes instructives , et fera suite à cet Essai sur l'art et la science des accouchemens : le temps ne m'a point permis de publier , avant le Concours , la seconde partie qui traite de l'accouchement artificio-naturel ; cet ouvrage est sous presse.

FIN.

TABLE DES MATIERES.

ERRATA.

La précipitation avec laquelle j'ai mis en ordre et fait imprimer cet Essai, est cause que quelques fautes s'y sont glissées ; mais elles seront rectifiées, lorsque je publierai la suite, qui est sous presse.

Fautes essentielles à corriger.

Page 6 , ligne 23 , servicale ; *lisez* : cervicale.
    7   8 , semellée, *lisez* : smellée.
    19   24. ce viscère ; *lisez* : ces viscères.
    20 ,   5 , l'antalgie ; *lisez* : l'otalgie.
    25 ,   15 , l'épitomie, *lisez* : l'épistaxis.
    42 , 15 et 17, succement ; *lisez* : succion.
    48 ,   19 , de l'artère, *ajoutez* : pulmonaire.
    60 ,   6 , ses ; *lisez* : ces.